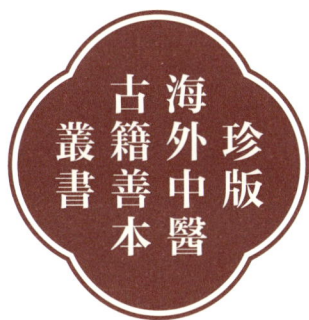

珍版
海外中醫
古籍善本
叢書

明·陳諫 撰

張志斌 校點

蠱齋醫要

（校點本）

人民衛生出版社

·北京·

圖書在版編目（CIP）數據

蓋齋醫要：校點本 /（明）陳諫撰；張志斌校點
. —北京：人民衛生出版社，2024.3
（醫典重光：珍版海外中醫古籍善本叢書）
ISBN 978-7-117-34275-9

Ⅰ. ①蓋…　Ⅱ. ①陳… ②張…　Ⅲ. ①中國醫藥學—
中國—明代　Ⅳ. ①R2

中國國家版本館 CIP 數據核字（2023）第 189891 號

醫典重光——珍版海外中醫古籍善本叢書
蓋齋醫要（校點本）

Yidian Chongguang——Zhenban Haiwai Zhongyi Guji Shanben Congshu
Jinzhai Yiyao（Jiaodianben）

撰　　　　：明·陳　諫
校　　點：張志斌
出版發行：人民衛生出版社（中繼綫 010-59780011）
地　　址：北京市朝陽區潘家園南里 19 號
郵　　編：100021
E - mail：pmph @ pmph.com
購書熱綫：010-59787592　010-59787584　010-65264830
印　　刷：北京雅昌藝術印刷有限公司
經　　銷：新華書店
開　　本：889×1194　1/16　　印張：13　　插頁：1
字　　數：206 千字
版　　次：2024 年 3 月第 1 版
印　　次：2024 年 4 月第 1 次印刷
標準書號：ISBN 978-7-117-34275-9
定　　價：139.00 元
打擊盜版舉報電話：010-59787491　E-mail：WQ @ pmph.com
質量問題聯系電話：010-59787234　E-mail：zhiliang @ pmph.com
數字融合服務電話：4001118166　E-mail：zengzhi @ pmph.com

珍版海外中醫古籍善本叢書

叢書顧問

王永炎

真柳誠 [日]

文樹德 (Paul Ulrich Unschuld)[德]

叢書總主編

鄭金生

張志斌

校點凡例

一、 《蓋齋醫要》爲明·陳諫撰，成書年不詳，15 卷。今存嘉靖七年（1528）序刊本。本次點校以此版原书複制件爲底本。原書藏于日本國立公文書館內閣文庫。

二、 本書采用橫排、繁體，現代標點。繁體字以 2021 年版《古籍印刷通用字規範字形表》爲準（該字表中如無此字，則按原書）。原書豎排時顯示文字位置的"右""左"等字樣一律保持原字，不做改動。原底本中的雙行小字，今統一改爲單行小字。

三、 本書底本目原目錄與正文出入較大，今據正文，按現代目錄要求新編目錄，置於書前。原書目錄作爲資料篇保留，仍置於其原來位置。

四、 校點本對原書內容不删節、不改編，盡力保持原書面貌，因此原書可能存在的某些封建迷信內容，以及当今不合時宜的藥物（如瀕臨滅絕的動植物等）不便删除，請讀者注意甄別，切勿盲目襲用。每卷後書名卷次重複（如"某某書卷第 × 終"之類）等一些與內容無關的文字，則徑删不出注。

五、 本書校勘凡底本不誤而校本有誤者，不出注。底本引文雖有化裁，但文理通順，意義無實質性改變者，不改不注。惟引文改變原意時，方據情酌改，或仍存其舊，均加校記。

六、 凡底本的異體字、俗寫字，或筆畫有差錯殘缺，或明顯筆誤，均徑改作正體字，一般不出注，或于首見處出注。某些古籍中常見的極易混淆的形似字（如已、己、巳；太、大等），一般徑改不注。某些人名、書名、方藥名間有采用異體字者，則需酌情核定。或存或改，均在該字首次出現時予以注明。

七、　原書的古今字、通假字，一般不加改動，以存原貌，或于首次出現時加注説明。避諱字一般不改。古醫籍相關的中醫術語中習慣用法（如"臟、藏""腑、府"等），均各按原字，不予統一。

八、　凡屬難字、冷僻字、異讀字，以及少量疑難術語、生僻藥名，酌情加以注釋。

九、　某些藥名屬誤名者（如"黃耆"誤作"黃蓍"之類）或簡體名（如"薑"簡化爲"姜"）徑改爲正名，不另出注。別名不改。然而，古代方書中較爲常用或本草古籍有記載的藥物異名（如"黃耆"與"黃芪"、"山楂"與"山查"、"仙遺糧"與"土茯苓"之類），原則上均依底本，必要時在該名首次出現時加注説明。还有些情況，可能保留了某種古法炮制者，亦保留不動（如"薑蠶"不改爲"僵蠶"）。

十、　凡底本中的序、後記等全部保留。體例保留原來的順序，爲序文在前，目錄隨後。原書後的"後序"也仍其舊。若个别特殊情況，亦不予變動。原書後的"後序"也仍其舊。若有個別特殊情況，亦不予變動。原書後的"後序"也仍其舊。書中藥方歌訣或有未能囊括方中全部用藥者，不便補缺，僅加注説明。

十一、古籍某些篇節大塊文字，閲讀不便者，今酌情予以分段。某些特殊標記，亦酌情按現在更爲簡易讀的方式予以替換。

目錄[1]

---

1 目錄：此爲新編目錄。原書目錄因與正文差異較大，作爲資料保留在本書原位置。

敘〔一〕

吾杭陳直之，號蕙齋，家世業醫，尤精女科。直之既考于其術，懼後人弗得其要領也，迺書其平生聞于父祖與所自得者，先纂經論、圖解，而後分門論著，歌括其方，亦略備矣。凡十五卷，名曰《醫要》，屬予爲序。予方困于沉疴，正坐未知醫耳，豈能識迺所謂要者而序其意乎？然直之不以屬于專門名家，而顧托于老夫。老夫厭歷仕途，不能知醫而頗知政，請以政喻。國之有紀綱，猶人之有脉也；治亂之象，則形証也；禮樂法度，載在方冊，其古方也。故善爲政者，覘紀綱而斷國是[1]，因國勢而低昂其治。善醫者，切脉以審証，因証而處方，消息以時，通融以意，至不一而至一，無不可而無可。是政要也，亦醫要也，此固直之著書之意。觀是書者，苟徒剿古人糟粕，而悅其簡便，遽以爲要專在是，不效，則曰古方之不可用也。豈方之罪哉？或曰：陳氏以女科顯，而其書博極諸証，何也？予聞扁鵲隨俗爲變，在趙聞貴婦人，即爲帶下醫；在周聞敬老，即爲耳目痹醫；入秦聞愛小兒，即爲小兒醫。直之之術，殆出于此，則非所量也。是爲敘。

嘉靖七年戊子春正月既望
賜進士資善大夫刑部尚書前都察院左都御史仁和胡世寧書

---

1 是：據下文，疑此字爲"勢"字之音誤。

敘〔二〕

醫之道其來尚矣。肇于神農,著于《周禮》,醫非百家衆技之所謂術也。古之醫,察色而辨内,聆響而知病之所在,望其氣而生死决。故湯餌之所及,鍼熨之所施,才一投焉,而枯槁卽以起。有所弗治焉,弗治也。其爲道也神,其爲言也謂之經。後之醫明夫陰陽氣運之候,辨于脉絡表里之由,察夫風寒燥濕之故。故切脉而知病,徵方以投劑,才一投焉,而事理無所忒。有所弗治焉,弗治也。其爲道也智,其爲言也謂之法訣之類。今之醫也,吾惑焉不明于其理,不講于其書,而局一定之方,執左見以幸一中,而世之闇[1]者從而良之,其有不昏夭札瘥者幾希,焉望其有所著述以垂世也哉?錢唐蓋齋陳君直之諫,醫之良者也。其先世祖靜復治宋康王妃劇疾輒效,賜以宮扇、翰林金紫良醫。迨元迄今,代不乏人,而君能世其業,嘗集其所心得及所試效者爲一編,題曰《蓋齋醫要》。餘閱之大較,淵源于《素》《難》,出入于諸家法訣,簡而要,守而不拘,變通而不放。蓋扶世之仁軌、壽民之永則也。君豈今之醫也哉!君豈今之醫也哉!《曲禮》謂:醫不三世,不服其藥。考君之世而徵君之藥,信乎!其言之足以垂世也歟。書凡爲圖者幾,爲論者幾,爲詩訣者幾云。是爲序。

賜進士出身進階資善大夫正治上卿大理寺卿

經筵官前都察院右副都御史

奉敕巡撫河南地方致仕錢塘東瀛陳珂書

---

1 闇:ān,此取其"愚昧"之義。

序〔一〕

錢塘陳藎齋作《醫要》以便初學，屬吾兒柱請予敘之。予遍目其書，分門析類，彙集良方，而首之以諸論圖訣。若衣貂貉之裘而領袂委如也；若庭實陳幣，而龜玉金鍾先後有敘也。又若三軍之師，部伍左右，各有其局，不相踰越也。乃歎曰：是爲要覽也已。是故裘得其領則順，幣得其敘則義明，軍得其紀則師律。夫醫之爲術，邃術也，得其要而學之，則探隱義，索奧旨，心領神會，如示諸掌矣。否是焉，則望洋白首，門牆莫窺，其何以收醫效之大成哉？此要覽之有益于人也。雖然，予竊有要焉。夫不忍之心，是爲仁心。醫，仁術也。以仁心而求仁術，雖不中，不遠矣。利搖其中，名炫于外，雖藝超盧、扁，于人罔所攸濟，其于要覽也，何有哉？陳氏故業醫，在宋高宗時，以醫獲效，有宮扇之賜。後敝，易之以木，杭人遂以“木扇陳”呼之。藎齋名諫，字直之，蓋世于醫者也。《醫要》之傳觀者，當自得之。

賜進士中議大夫資治尹山東提刑按察司副使
奉敕整飭天津等處兵備前廣東道監察御史致仕姚江韓廉書

序〔二〕

　　醫惟精熟，而後可以活人，故貴專而尚世。藝專則志一而心恆，業世則道久而功試。心恆而罔間故精，功試而無疑故熟。是以箕裘之衍，弓冶必良，而貳事移官，終泛漫而無所濟也。陳蓋齋氏以醫名宋，至靜復翁者，嘗以妙術起康邸妃之殆疾。南渡後，遂以金紫良醫直翰苑，且旌以宮扇焉，是惟居杭之始。其後遂以女專科，而以扇表其業，海內因知有"木扇陳氏"也。九傳而至蓋齋，尤能究心以精其術，故惠濟多而業用益顯。翁復慮其子姓之弗能竟其家學，而世或湮也，迺輯古方書及其家承己試之良，匯而集之。自氣運、脉理，以及治法、制方、品藥，有圖以顯其象，有論以闡其義，有歌以括其概。會繁于簡，歸博于約，帙不費求，葉不厭展，而推方驗証，若指諸掌。自非其精于專而熟于世，其能是乎？書成，名曰《蓋齋醫要》，且將壽梓以傳而不私其家，其用心可謂仁且廣矣。世有以一藝名者，負其所獨得而秘其所己試，惴惴焉惟恐人知而弗專其利也，甚或懷贗以自珍焉，其視蓋齋之用心何如哉！余故嘉其志而爲敘。蓋齋諱諫，字直之。六子，四繼其術，二業儒，爲郡庠弟子員。又將大其業，以盡其後云。

　　　　　　　　　　嘉靖戊子歲賜進士第迪功郎行人司行人南岑吳玭書

跋[1]

醫肇于炎帝，發明于岐伯，曲暢旁通于張、李、劉、朱。諸先正述作愈詳而言愈繁，方法愈備而意愈支。初入道者，汗漫莫之所趨，危殆不安，微妙難見，昏執妄投，其不殺人也者幾希。古云：知其要者，一言而終；不知其要，流散無窮。予于是道六十春秋有奇，幸窺左足，欲以平生參博之當、會悟之真、施治之驗者，挈其要以昭來學。適蓋齋遺以《醫要》，檢閱之餘，喟然歎曰：先得我心之所同然者也！予與蓋齋締朱陳之好，道同志合，有如此哉。其始祖自宋鳴世，代不乏人，至蓋齋尤盛焉。家傳心得之秘且不自寶，慨然梓行于天下後世。然則天下後世得爲醫之良者，皆蓋齋之徒也；天下後世得不夭札者，皆蓋齋生之也。《周禮》：歲終稽其醫事，以制其食。十全爲上，十失一次之，第至十失四爲下。古之君子居是業者，亦自考不虛食食。今蓋齋既皆以十全歸之，尚不自滿，而望十全之功于天下後世業醫者，可謂醫之賢者歟。

嘉靖戊子端陽八十翁菊泉黃泰謹跋

---

1 跋：一般來說，跋放在書後。而原書將此跋放在前面，校點時保持原書安排。

自敍

　　醫可學乎？曰：可。曰：有要乎？曰：有。請聞焉。曰：心爲要。心者，妙道之原，究術之根也。以心而潛天，則氣候之運以明；以心而潛地，則方位之宜以辨；以心而潛古今，則沿革之故以察。而賦稟之初、受病之因實兼之。是蓋超然獨得于體驗之中，而非徒事夫方餌指顧之下。故載之《素問》，云：必先歲氣，無伐天和。又云：不知年之所加、氣之盛衰、虛實之所起，不足爲工矣。此皆密察心機之至要也。然則人之治病，又可徇其方而不求其要哉？慨自上古伏羲、神農、黃帝之爲君，岐伯、俞跗[1]、伊尹之爲臣，聰明睿知，獲厥心要而爲醫之神，知識洞達，闡厥心要而爲醫之聖，稽之聖經賢傳，歷有可考者也。是故寒涼溫熱之性，用其所當用；君臣佐使之方，投其所當投。蓋醫之所恃者方，方之所資者藥，而醫于是乎大明矣。在《周禮》，醫師屬之天官，掌養萬民之疾病，以五藥療之。酸辛甘苦鹹，味有所滋，而筋骨氣脉肉體有所養，茲周公亦嘗究心于要者也。故張仲景之論方術，說者謂其不宜于東南；陶隱居之論藥物，說者謂其獨謬于西北。郭玉之治病，每盡于貧賤，而自謂不能于貴富。張子和例于攻擊爲法，朱彥修謂其可施于有餘，而不可施于不足之數。予雖或安于一隅，而實得心要于醫者也。醫之爲道，有自來矣。嘗謂醫道有一言而可以盡其要者，運氣是也。天爲陽，地爲陰，陰陽二氣，各分三品，謂之三陰三陽。然天非純陽，而亦有三陰；地非純陰，而亦有三陽。故天地上下，各有風熱火濕燥寒之六氣，其斡旋運動乎兩間者，而又有木火土金水之五運。人生其中，二五之精妙，合而凝臟腑，氣穴亦與天地相爲流通。是以衆疾之作，而所屬之機，無出乎是也。其所以上古聖神、百家衆技[2]之流，潛心于要者，實欲濟乎生民、起乎沉屙者耳，豈不先有精一于此哉？故尚世猶有治未然之病，無使至于已病難圖也。吾觀秦緩達乎此，見晉侯病在膏肓，語之曰：不可爲也。扁鵲明乎此，視齊侯病至骨髓，斷之曰：不可救也。其先見之明，亦由精一之至也。豈若七年之病，求三年之艾也歟？嗚呼！後之爲醫者，不但

---

1 跗：原作"附"。據《古今醫統大全》"沈一貫序"改。
2 技：原作"枝"。前《蓋齋醫要敍》亦提及"百家衆技"，據改。

不能先覺于診，而且不能精一于術也。于夫脉絡不知有道也，氣候不知有數也，土地不知有宜也，藥餌不知有法也，是以抵牾而不能相通也。人徒知有《本草》，而不知神農嘗味之深；人徒知有《素問》，而不知軒轅詢道之原；人徒知有《難經》，而不知扁鵲神應之妙；人徒知有《脉訣》，而不知叔和診切之奥；人徒知有《肘後》，而不知仙翁丹煉之秘；人徒知有《衛歌》，而不知真人保合之規。故古之近疾者少，而醫之爲神者多；今之近病者多，而醫之爲妙者罕。且人之六欲七情，千變萬化，出没不定，亦難乎其爲醫也，而人之其不夭于壽者幾希。此愈趨愈下，蓋有莫可援之者矣。欲求乎望聞問切之機，以臻夫神聖工巧之效，又烏可得乎？予雖蠡測株守，不揣凡庸，獨憫夫人之感疾而醫之拂[1]要也，竊效古人儒者不得爲宰相則願爲名醫之説。是以諫自早歲忘其固陋，蕴索三旬之墳典，試驗五季之方略，凡平日所自得者，嘗欣然錄就而潛玩積久，迺于中類敍証治爲論。而若方，只以今昔試效者撿備之，復撰以爲歌，分門析[2]類，且復主之以《天元》《玉機》經論、氣運、脉要、圖訣，使人知其方，又知要其本也。采而集之，彙聚成編，名曰《蓋齋醫要》。雖一班之見，心法未傳，而托始醫家者，或能取而熟覽焉。不直苦于難而便之，且于天人陰陽生制之理、臟腑受病之原，實沿是可窺測。而砭劑之施，又將因病以循方，因方以規用，君臣佐使，電掃風馳，焉有泥用之誤哉？編成，遂集家貲永之板，實欲遺之子孫及同術之士，便于誦覽耳，非敢曰爲世之高明者設也。

予謹按族譜：始祖仕良爲唐名醫，乾寧乙卯，欽委著《聖惠方》書，亦嘗私淑其源也。迄宋真宗時，有天益公爲防御者，我四四[3]祖也。歷明遇公，在神宗時登進士第，累官至宣徽南院僉事。元忠公在政和中亦登進士，官至翰林院待制。雖爲聖門之高弟，而實爲予家之良胤也。惟建炎丁未，高宗南度，素菴公出焉，生于汴梁，長于臨安，覆大振于醫，獲效康后之危疾，敕授翰林院金紫良醫，督學内外醫僚，特賜宫中掌扇，便宜出入禁中，此予不遷之宗也。其後靜復公與清隱公皆不忘君惠，刻木爲扇，以爲世傳，故久而知有"陳木扇"也。逮玉峰公爲父同官者羨，遂志于學，亦領鄉薦，官爲宣撫使提舉。後國并

---

1 拂：原作"咈"。同"拂"，取其"違逆"之義，據改。
2 析：原作"折"。當爲"析"之形誤，據改。
3 四四：義不明。據序中提及"乾寧乙卯"（公元895年）及宋真宗（公元998-1022年在位）疑"四四"爲"四世"之誤。

于元,乃家食不仕,承祖業而得其傳焉。儀芳公、明揚公、南軒公、東平公、恆崖公皆以醫名于世。而恆崖生伯父林,號杏菴,父椿,號橘菴。伯父于天順庚辰歲,蒙欽取附用太醫院,生兄謨、弟誥。謨任順天府醫學大使,卒于官,今其子鼎與蕭尚籍太[1]醫院爲醫士。父生諫與其弟讚、謹、言,俱以醫爲業。庭訓恆云:爾等務在存心守分,莫就炎涼。而業醫必熟覽古先聖賢經傳,而求無誤于用。予每佩其言,而不敢忘《醫要》之集,雖經臆見,然其源則有所自也,故因敘家傳始末于此云。

時嘉靖戊子歲仲春月錢塘蓋齋陳諫直之謹識

1　太:原作"大"。當爲"太"之形誤,據改。

宋良醫陳素庵〔畫像及贊〕

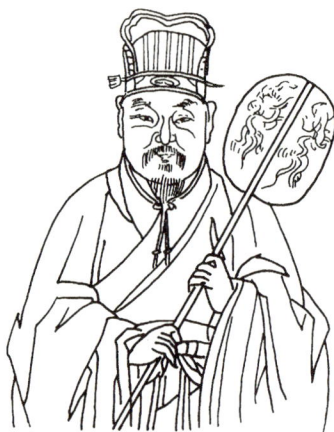

圖1　宋良醫陳素庵畫像

贊曰：

陳氏素庵，蓋世所稀。康后扶痾，爲帝所奇。

出入禁中，扇惠宮儀。敕授翰院，金紫良醫。

明陳蓋齋之像〔及贊〕

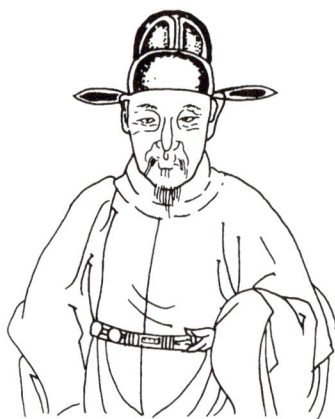

圖2　明陳蓋齋之像

贊曰：

蓋齋抱道，述著《醫要》。濟世活人，試之屢效。

業匪三世，傳流五百。公其闡之，惠及四國。

毋炫其形，惟重其心。書垂不朽，千古惟馨。

原目錄[1]

---

1 原目錄："原"字今補。原書目錄與正文差異較大。今將其作爲資料保留，另據正文新
　編目錄，置於書前。

1　陽：原作“陰”，據正文改。

卷之一

錢塘　陳諫直之　類集

天元紀大論 集《内經》

黄帝問曰：天有五行御五位，以生寒暑燥濕風，人有五藏化五氣，以生喜怒思憂恐。論言五運相襲而皆治之，終期之日，周而復始，余已知之矣。願聞其與三陰三陽之候，奈[1]何合之？鬼臾區對曰：夫五運陰陽者，天地之道也。萬物之綱紀，變化之父母，生殺之本始，神明之府也，可不通乎？故物生謂之化，物極謂之變，陰陽不測謂之神，神用無方謂之聖。變化之爲用也，在天爲玄，在人爲道，在地爲化，化生五味，道生智，玄生神。神在天爲風，在地爲木；在天爲熱，在地爲火；在天爲濕，在地爲土；在天爲燥，在地爲金；在天爲寒，在地爲水。故在天爲氣，在地成形，形氣相感而化生萬物矣。然天地者[2]，萬物之上下也；左右者，陰陽之道路也；水火者，陰陽之徵兆也；金木者，生成之終始也。氣有多少，形有盛衰，上下相召而損益彰矣。

帝曰：願聞五運之主時也，何如？鬼臾區曰：五氣運行，各終期日，非獨主時也。臣積考《太始天元册》，文曰：太虛寥闊[3]，肇基化元，萬物資始，五運終天，布氣真靈，總統坤元，九星懸朗，七曜周旋，曰陰曰陽，曰柔曰剛，幽顯既位，寒暑弛張，生生化化，品物咸章。臣斯十世，此之謂也。帝曰：善。何謂氣有多少、形有盛衰？鬼臾區曰：陰陽之氣，各有多少，故曰三陰三陽也。形有盛衰，謂五行之治，各有太過不及也。故其始也，有餘而往，不足隨之，不足而往，有餘從之，知迎知隨，氣可與期，應天爲天符，承氣爲歲直，三合爲治。

帝曰：上下相召奈何？鬼臾區曰：寒暑燥濕風火，天之陰陽也，三陰三陽上奉之；木火土金水火，地之陰陽也，生長化收藏下應之。天以陽生陰長，地以陽殺陰藏。天有陰陽，地亦有陰陽。木火土金水火，地之陰陽也，生長化收藏，故陽中有陰，陰中有陽。所以欲知天地之陰陽者，應天之氣，動而不息，故五歲而右遷；應地之氣，靜而守位，故六期而環會。動靜相召，上下相臨，陰陽相錯而變由生也。

帝曰：上下周紀，其有數乎？鬼臾區曰：天以六爲節，地以五爲制。周天

1　奈：原誤作“奈”。據《素問·天元紀大論篇》改。後同此誤者，徑改不注。
2　者：原誤作“間”。據《素問·天元紀大論篇》改。
3　寥闊：原誤作“瘳廓”。據《素問·天元紀大論篇》改。

氣者，六期爲一備；終地紀者，五歲爲一周。君火以明，相火以位，五六相合，而七百二十氣爲一紀。凡三十歲，千四百四十氣，凡六十歲而爲一周，不及太過，斯皆見矣。

帝曰：夫子之言，上終天氣，下畢地紀，可謂悉矣。余願聞而藏之，上以治民，下以治身，使百姓昭著，上下和親，德澤下流，子孫無憂，傳之後世，無有終時，可得聞乎？鬼臾區曰：至數之機，迫迮以微，其來可見，其往可追，敬之者昌，慢之者亡，無道行私，必得夭殃，謹奉天道，請言真要。

帝曰：善言始者，必會于終；善言近者，必知其遠。是則至數極而道不惑[1]，所謂明矣。願夫子推而次之，令有條理，簡而不匱，久而不絶，易用[2]難忘，爲之綱紀。至數之要，願盡聞之。鬼臾區曰：臣聞之，甲己之歲，土運統之；乙庚之歲，金運統之；丙辛之歲，水運統之；丁壬之歲，木運統之；戊癸之歲，火運統之。

帝曰：其于三陰三陽合之奈何？鬼臾區曰：子午之歲，上見少陰；丑未之歲，上見太陰；寅申之歲，上見少陽；卯酉之歲，上見陽明；辰戌之歲，上見太陽；巳亥之歲，上見厥陰。少陰所謂標也，厥陰所謂終也。厥陰之上，風氣主之；少陰之上，熱氣主之；太陰之上，濕氣主之；少陽之上，相火主之；陽明之上，燥氣主之；太陽之上，寒氣主之。所謂本也，是謂“六元”。曰“天元紀”。

玉機真藏論[3] 集《内經》

黃帝問曰：診法何如？岐伯對曰：診法常以平旦，陰氣未動，陽氣未散，飲食未進，經脉未盛，絡脉調勻，氣血未亂，故乃可診有過之脉。切脉動靜而視精明，察五色，觀五藏有餘不足、六府強弱、形之盛衰，以此參伍，決死生之分。

夫脉者，血之府也，長則氣治，短則氣病，數則煩心，大則病進，上盛則氣高，下盛則氣脹，代則氣衰，細則氣少，澀則心痛。渾渾革至如涌泉，病進而色弊；綿綿其去如弦絶，死。

---

1 惑：原誤作“感”。據《素問·天元紀大論篇》改。
2 用：原脱。據《素問·天元紀大論篇》補。
3 玉機真藏論：此節實輯自《素問》之《脉要精微論篇》《平人氣象論篇》《玉機真藏論篇》三篇。

夫精明五色者，氣之華也。赤欲如白裹朱，不欲如赭；白欲如鵝羽，不欲如鹽；青欲蒼璧之澤，不欲如藍；黃欲如羅裹雄黃，不欲如黃土；黑欲如重漆色，不欲如地蒼。五色精微象見矣，其壽不久也。

夫五藏者，中之守也。中盛藏滿，氣勝傷恐[1]者，聲如從室中言，是中氣之濕也；言而微，終日乃復言者，此奪氣也；衣被不斂，言語善惡，不避親疏者，此神明之亂也。倉廩不藏者，是門戶不要也；水泉不止者，是膀胱不藏也。得守者生，失守者死。

夫五藏者，身之強也。頭者，精明之府，頭傾視深，精神將奪矣；背者，胸中之府，背曲肩隨，府將壞矣；腰者，腎之府，轉搖不能，腎將憊矣；膝者，筋之府，屈伸不能，行則僂附，筋將憊矣；骨者，髓之府，不能久立，行則振掉，骨將憊矣。得強則生，失強則死。

帝曰：脉其四時動奈何？病之所在奈何？知病之所變奈何？知病乍在內奈何？知病乍在外奈何？請問此五者，可得聞乎？岐伯曰：請言其與天運轉大也。萬物之外，六合之內，天地之變，陰陽之應。彼春之暖，爲夏之暑；彼秋之忿，爲冬之怒。四變之動，脉與之上下。以春應中規，夏應中矩，秋應中衡，冬應中權。是故冬至四十五日，陽氣微上，陰氣微下；夏至四十五日，陰氣微上，陽氣微下。陰陽有時，與脉爲期，期而相失，如脉所分，分之有期，故知死時。微妙在脉，不可不察。察之有紀，從陰陽始；始之有經，從五行生；生之有度，四時有宜；補寫勿失，與天地如一，得一之精，以知死生。是故聲合五音，色合五行，脉合陰陽。

是知陰盛則夢涉大水恐懼，陽盛則夢大火燔灼，陰陽俱盛則夢相殺毀傷；上盛則夢飛，下盛則夢墮；甚飽則夢予，甚饑則夢取；肝氣盛則夢怒，肺氣盛則夢哭；短蟲多則夢聚衆，長蟲多則夢相擊毀傷。

是故持脉有道，虛靜爲保。春日浮，如魚之遊在波；夏日在膚，泛泛乎萬物有餘；秋日下膚，蟄蟲將去；冬日在骨，蟄蟲周密，君子居室。故曰：知內者，按而紀之；知外者，終而始之。此六者，持脉之大法。

心脉搏，堅而長，當病舌卷不能言；其耎而散者，當消環自已。肺脉搏，堅而長，當病唾血；其耎而散者，當病灌汗，至令不復散發也。肝脉搏，堅而長，

1　恐：原字漫漶。據《素問•脉要精微論篇》補。

色不青，當病墜若搏，因血在脅下，令人喘逆；其奭而散，色澤者，當病溢飲。溢飲者，渴暴多飲，而易入肌皮腸胃之外也。胃脉搏，堅而長，其色赤，當病折髀；其奭而散者，當病食痹。脾脉搏，堅而長，其色黃，當病少氣；其奭而散，色不澤者，當病足胻腫若水狀也。腎脉搏，堅而長，其色黃而赤者，當病折腰；其奭而散者，當病少血，至令不復也。

帝曰：診得心脉而急，此病形何如？岐伯曰：病名心疝，少腹當有形也。帝曰：何以言之？岐伯曰：心爲牡藏，小腸爲之使，故曰少腹當有形也。帝曰：診得胃脉，病形何如？岐伯曰：胃脉實則脹，虛則泄。帝曰：病成而變何謂？岐伯曰：風成爲寒熱，癉成爲消中，厥成爲巓疾，久風爲飱泄，脉風成爲癘。病之變化，不可勝數[1]。

帝曰：平人何如？岐伯曰：人一呼脉再動，一吸脉亦再動，呼吸定息脉五動，閏以太息，命曰平人。平人者，不病也，常以不病調病人，醫不病，故爲病人平息以調之爲法。人一呼脉一動，一吸脉一動，曰少氣。人一呼脉三動，一吸脉三動而躁，尺熱曰病溫，尺不熱脉滑曰病風，脉濇曰痹。人一呼脉四動以上曰死，脉絕不至曰死，乍疏乍數曰死。

平人之常氣稟于胃，胃者，平人之常氣也。人無胃氣曰逆，逆者死。春胃微弦曰平，弦多胃少曰肝病，但弦無胃曰死，胃而有毛曰秋病，毛甚曰今病。藏真散于肝，肝藏筋膜之氣也。夏胃微鉤曰平，鉤多胃少曰心病，但鉤無胃曰死，胃而有石曰冬病，石甚曰今病。藏真通于心，心藏血脉之氣也。長夏胃微奭弱曰平，弱多胃少曰脾病，但代無胃曰死，奭弱有石曰冬病，弱甚曰今病。藏真濡于脾，脾藏肌肉之氣也。秋胃微毛曰平，毛多胃少曰肺病，但毛無胃曰死，毛而有弦曰春病，弦甚曰今病。藏真高于肺，以行榮衛陰陽也。冬胃微石曰平，石多胃少曰腎病，但石無胃曰死，石而有鉤曰夏病，鉤甚曰今病。藏真下于腎，腎藏骨髓之氣也。

胃之大[2]絡，名曰虛里，貫鬲絡肺，出于左乳下，其動應衣，脉宗氣也。盛喘數絶者，則病在中；結而橫，有積矣；絕不至，曰死。

欲知寸口太過與不及。寸口之脉中手短者，曰頭痛；寸口脉中手長者，曰

---

1 不可勝數：此以上來自《素問·脉要精微論篇》。
2 大：原脱。據《素問·平人氣象論篇》補。

足脛痛；寸口脉中手促上擊者，曰肩背痛。寸口脉沉而堅者，曰病在中；寸口脉浮而盛者，曰病在外。寸口脉沉而弱，曰寒熱及疝瘕，少腹痛；寸口脉沉而橫，曰脅下有積，腹中有橫積痛；寸口脉沉而喘，曰寒熱。脉盛滑堅者，曰病在外；脉小實而堅者，病在内。脉小弱以澀，謂之久病；脉滑浮而疾者，謂之新病。脉急者，曰疝瘕少腹痛；脉滑，曰風；脉澀，曰痹；緩而滑，曰熱中；盛而緊，曰脹。脉從陰陽病易已，脉逆陰陽病難已。脉得四時之順，曰病無他；脉反四時及不間藏，曰難已。臂多青脉，曰脫血；尺脉緩澀，謂之解㑊安臥；脉盛，謂之脫血；尺澀脉滑，謂之多汗；尺寒脉細，謂之後泄；脉尺粗常熱[1]者，謂之熱中。肝見，庚辛死；心見，壬癸死；脾見，甲乙死；肺見，丙丁死；腎見，戊己死。是謂真藏見，皆死。

　　頸脉動喘疾咳，曰水；目裏微腫，如臥蠶起之狀，曰水。溺黃赤安臥者，黃疸；已食如饑者，胃疸。面腫曰風，足脛腫曰水，目黃者曰黃疸。婦人手少陰脉動甚者，任子也。脉有逆從，四時未有藏形，春夏而脉瘦，秋冬而脉浮大，命曰逆四時也。熱而脉靜，泄而脫血脉實，病在中脉虛，病在外脉澀堅者，皆難治，命曰反四時也。

　　人以水穀爲本，故人絕水穀則死，脉無胃氣亦死。所謂無胃氣者，但得真藏脉，不得胃氣也。所謂脉不得胃氣者，肝不弦，腎不石也。太陽脉至，洪大以長；少陽脉至，乍數乍疏，乍短乍長；陽明脉至，浮大而短。

　　夫平心脉來，累累如連珠，如循琅玕，曰心平，夏以胃氣爲本。病心脉來，喘喘連屬，其中微曲，曰心病；死心脉來，前曲後居，如操帶鉤，曰心死。平肺脉來，厭厭聶聶，如落榆莢，曰肺平，秋以胃氣爲本。病肺脉來，不上[2]不下，如循雞羽，曰肺病；死肺脉來，如物之浮，如風吹毛，曰肺死。平肝脉來，軟弱招招，如揭長竿末梢，曰肝平，春以胃氣爲本。病肝脉來，盈實而滑，如循長竿，曰肝病；死肝脉來，急益勁，如新張弓弦，曰肝死。平脾脉來，和柔相離，如雞踐地，曰脾平，長夏以胃氣爲本。病脾脉來，實而盈數，如雞舉足，曰脾病；死脾脉來，銳堅如烏之喙，如鳥之距，如屋之漏，如水之流，曰脾死。平腎脉來，喘喘累累如鉤，按之而堅，曰腎平，冬以胃氣爲本。病腎脉來，如引葛，

1　熱：原作“熟”。據《素問•平人氣象論篇》改。

2　上：原誤作“止”。據《素問•平人氣象論篇》改。

按之益堅，曰腎病；死腎脉來，發如奪索，辟辟如彈石，曰腎死¹。

帝曰：春脉如弦，何如而弦？岐伯曰：春脉者肝也，東方木也，萬物之所以始生也，故其氣來，奕弱輕虛而滑，端直以長，故曰弦，反此者病。帝曰：何如而反？岐伯曰：其氣來實而強，此謂太過，病在外；其氣來不實而微，此謂不及，病在中。帝曰：春脉太過與不及，其病皆何如？岐伯曰：太過則令人善忘，忽忽眩冒而巔疾；其不及則令人胸痛引背，下則兩脅胠滿。帝曰：善。夏脉如鉤，何如而鉤？岐伯曰：夏脉者心也，南方火也，萬物之所以盛長也，故其氣來盛去衰，故曰鉤，反此者病。帝曰：何如而反？岐伯曰：其氣來盛去亦盛，此謂太過，病在外；其氣來不盛去反盛，此謂不及，病在中。帝曰：夏脉太過與不及，其病皆何如？岐伯曰：太過則令人身熱而膚痛，爲浸淫；其不及則令人煩心，上見咳唾，下爲氣泄。帝曰：善。秋脉如浮，何如而浮？岐伯曰：秋脉者肺也，西方金也，萬物之所以收成也，故其氣來，輕虛以浮，來急去散，故曰浮，反此者病。帝曰：何如而反？岐伯曰：其氣來毛而中央堅，兩傍虛，此謂太過，病在外；其氣來毛而微，此謂不及，病在中。帝曰：秋脉太過與不及，其病皆何如？岐伯曰：太過則令人逆氣而背痛慍慍然；其不及則令人喘，呼吸少氣而咳，上氣見血，下聞病音。帝曰：善。冬脉如營，何如而營？岐伯曰：冬脉者腎也，北方水也，萬物之所以合藏也，故其氣來沉以搏，故曰營，反此者病。帝曰：何如而反？岐伯曰：其氣來如彈石者，此謂太過，病在外；其去如數者，此謂不及，病在中。帝曰：冬脉太過與不及，其病皆何如？岐伯曰：太過則令人解㑊，脊脉痛而少氣，不欲言；其不及則令人心懸如病饑，䏚²中清，脊中痛，少腹滿，小便變。帝曰：善。

帝曰：四時之序，逆從之變異也，然脾脉獨何主？岐伯曰：脾脉者土也，孤藏以灌四傍者也。帝曰：然則脾善惡可得見之乎？岐伯曰：善者不可得見，惡者可見。帝曰：惡者何如可見？岐伯曰：其來如水之流者，此謂太過，病在外；如鳥之喙者，此謂不及，病在中。帝曰：夫子言脾爲孤藏，中央土以灌四傍，其太過與不及，其病皆何如？岐伯曰：太過則令人四支不舉，其不及則令人九竅不通，名曰重強。

1　曰腎死：此上來自《素問·平人氣象論篇》。
2　䏚：原作"眇"。據《素問·玉機真藏論篇》改。

帝瞿然而起，再拜而稽首曰：善！吾得脉之大要，天下至數，五色脉變，揆度奇恆，道在于一。神轉不回，回則不轉，乃失其機。至數之要，迫近以微。著之玉版，藏之藏府，每旦讀之，名曰“玉機”。

靈蘭秘典論 集《內經》

黃帝問曰：願聞十二藏之相使，貴賤何如？岐伯對曰：悉乎哉問也！請遂言之。心者，君主之官也，神明出焉；肺者，相傅之官，治節出焉；肝者，將軍之官，謀慮出焉；膽者，中正之官，決斷出焉；膻中者，臣使之官，喜樂出焉；脾胃者，倉廩之官，五味出焉；大腸者，傳道之官，變化出焉；小腸者，受盛之官，化物出焉；腎者，作強之官，技巧出焉；三焦者，決瀆之官，水道出焉；膀胱者，州都之官，津液藏焉，氣化則能出矣。凡此十二官者，不得相失也。故主明則下安，以此養生則壽，歿世不殆，以爲天下則大昌；主不明則十二官危，使道閉塞而不通，形乃大傷，以此養生則殃，以爲天下者，其宗大危。戒之戒之！

至道在微，變化無窮，孰知其原？窘乎哉，消者瞿瞿，孰知其要？閔閔之當，孰者爲良？恍惚之數，生于毫釐，毫釐之數，起于度量。千之萬之，可以益大，推之大之，其形乃制。黃帝曰：善哉！余聞精光之道，大聖之業，而宣明大道，非齋戒擇吉日不敢受也。黃帝乃擇吉日良兆，而藏靈蘭之室，以傳保焉。

卷 之 二

錢塘　陳諫直之　類集

圖　　説

　　《醫要》有圖之集，亦只取其便覽耳。蓋圖之所載，首以歲運，繼以經脉，二者固先賢成論攸寓也。若泛而觀之，則初學有莫知其所謂者，今皆條分縷析而界之以圖，則一舉目之間，可以因圖類悟而若睹黑白矣。況茲實爲醫家至要，人欲識取病機，未有能舍之者也。故仲景云：治病不知歲運，如涉海問津；不知經脉，如觸途冥行。是知歲運、經脉固爲醫家之要，而若圖又所以爲便覽之要也。人能因其便覽之要，引而伸之，觸類而長之，則醫家之要，亦思過半矣。予故敘其圖于下，更類分爲二卷云。

司天在泉圖

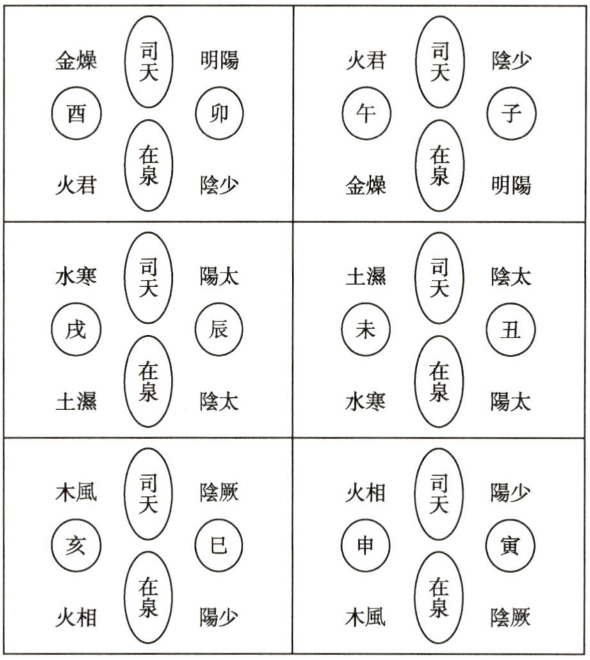

图 3　司天在泉圖

注：此按古圖方位，提請讀者注意，當從右往左看。此後各圖均如此，不另注。

　　經云：先立其年，以明其氣，是知司天在泉，上見下臨，爲其始也。如子午卯酉，陰陽互換，六氣在其中矣。勝復之理、補瀉之法，可從而推之。

　　訣曰：子午少陰君火天，陽明燥金應在泉。丑未太陰濕土上，太陽寒水兩連綿。寅申少陽相火旺，厥陰風木地中聯[1]。卯酉卻與子午倒，辰戌巳亥亦皆然。

1　聯：原作"聮"。同"聯"，據改。

五運六氣樞要之圖

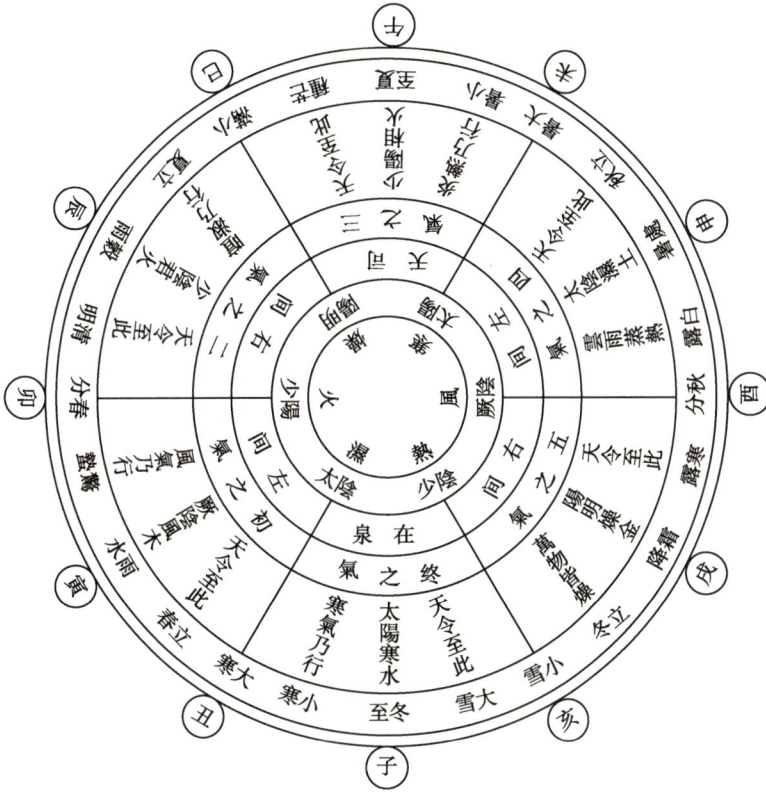

图4　五運八氣樞要之圖

同天符同歲會之圖

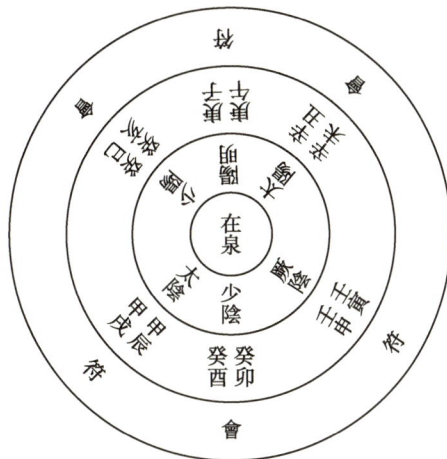

图5　同天符同歲會之圖

勝復之圖

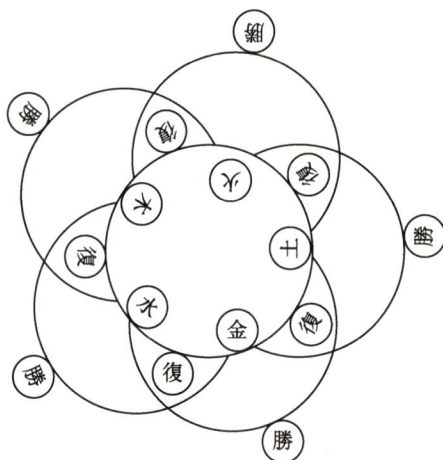

图6　勝復之圖

五運六氣總論　集《內經》

天分五氣，地列五行，上經于列宿，下合于方隅。故丹天之氣，經于牛、女、奎、壁，臨于戊癸之位，故戊癸爲火運；黅天之氣，經于心、尾、角、軫，臨于甲己之位，故甲己歲爲土運；素天之氣，經于亢、氐、畢、昴，臨于乙庚之位，故乙庚歲爲金運；玄天之氣，經于張、翼、婁、胃，臨于丙辛之位，故丙辛歲爲水運；蒼天之氣，經于危、室、柳、鬼，臨于丁壬之位，故丁壬歲爲木運。此五運所經二十八宿與十二支位，以紀五天之氣而立乎，金、木、水、火、土五運以應之。然運有五，氣有六，以君火、相火之化也。六氣之化者，謂寒、暑、燥、濕、風、火也，乃天之六氣，然後三陰三陽上奉之。然六氣曰主曰客，司天在泉，有寒、暑、燥、濕、風、火之化。爲主者，雖千載亦不易；爲客者，六歲復會。

何謂主？自斗建丑，正至卯之中，則是大寒至驚蟄之末，六十日有奇，厥陰木爲風化用事，風氣流行，陽氣發動，萬物發生，以應春，此初氣主也。自斗建卯，正[1]至巳之中，則是春分至立夏之末六十日有奇，少陰君火爲熱化用事，暄淑乃行，君德之象，不司炎暑，以應夏，此二氣主也。自斗建巳，正至未之中，則是小滿至小暑之末，六十日有奇，少陽相火暑化用事，司天之位，炎

1　正：原無。據上下文義補。

暑乃行，以應長夏，此三氣主也。自斗建未，正至酉之中，則是大暑至白露之末，六十日有奇，太陰土濕化用事，雲雨乃行，此四氣主也。自斗建酉，至亥之中，則是秋分至立冬之末，六十日有奇，陽明金燥化用事，清涼乃行，此五氣主也。自斗建亥，正至丑之中，則是小雪至小寒之末，六十日有奇，太陽水寒化用事，在泉之位，嚴凝乃行，終氣主也。

　　曆法五日爲候，三候爲氣，六氣爲時，一歲二十四氣，七百二十氣爲三十年，一千四百四十氣爲六十年，太過、不及，斯可見矣。且《經》曰："顯明之右，君火之位；君火之右，退行一步，相火治之；復行一步，土氣治之；復行一步，金氣治之；復行一步，水氣治之；復行一步，木氣治之。"一步凡六十日有奇，六六三百六十日，春溫、夏熱、秋涼、冬寒，以成一歲之令。千載而一則，此主氣之常也。故曰：地氣靜而守位。

　　何謂客？子午之歲，少陰司天；丑未之歲，太陰司天；寅申之歲，少陽司天；卯酉之歲，陽明司天；辰戌之歲，太陽司天；巳亥之歲，厥陰司天。以客加主而推其變，故曰天氣動而不息。其六氣之原則同，六氣之緒則異，何也？蓋天之氣始于少陰而終于厥陰，地之氣始于厥陰而終于太陽。是故當其時而行，變之常也；非其時而行，變之災也。故《月令》有所謂春行夏、秋、冬之令，冬行春、夏、秋之令，此客加主之變也。故有德化政令之常，有暴風、疾雨、迅雷、飄雷[1]之變。冬有燥石之熱，夏有淒風之清，此無他，天地之氣勝復鬱發之致也。是説也，五氣麗乎太過不及之徵也。

　　又有所謂平氣者，故有天符、歲會、同天符、同歲會、太一天符，凡五者，所謂敷和升明備化審平靜順之紀。何謂天符？如木運上見厥陰，運與司天合也。何謂歲會？如木運臨寅卯、火運臨巳午，運與年辰合也。何謂太一天符？火運上見少陰，年辰臨午之類。至于同天符、同歲會，以太過下加而然。如木運太過，下加厥陰，曰同天符；火運不及，下加少陰、少陽之類，曰同歲會。《素問·六微旨大[2]論》曰：天符爲執法，歲位爲行令，太一天符爲貴人。邪之中執法者，其病速而危；中行令者，其病徐而持；中貴人者，其病暴而死。惟有歲氣之平，天地之氣得其中，則民無災變。然災變之異，固自前五者而然。又

1　雷：此字疑誤。《古今醫統大全》卷五《論主氣》云："有暴風疾雨迅雷飄電之變"，供參考。

2　大：原脱。據《素問·六微旨大論篇》補。

有所謂勝復而致變者，如木運不及則金勝，火爲木之子，復能勝金，則肺反受邪；土運不及則木勝，金爲土之子，復能勝木，則肝反受邪。如是之類，是謂勝復之作，子爲母復仇也。

何謂化氣？如甲己化土，以甲己起丙寅，數至戊辰，辰爲龍，龍有變化之象，戊爲土，故甲己化土。餘倣此。何謂正化、對化？玄珠曰：六氣分正化、對化，厥陰正司于亥，對化于巳；少陰正司于午，對化于子；太陰正司于未，對化于丑；少陽正司于寅，對化于申；陽明正司于酉，對化于卯；太陽正司于戌，對化于辰。正司化令之實，對司化令之虛。爲醫之道，須明運氣，運氣之旨，有太過，有不及，有陰陽相乘，有勝有復。若夫脉與氣應則平，故曰：從其氣則和，違其氣則病。然有未至而至、至而不至，難以一言括，在乎參之而已。

是書也，蓋本《素問》《靈樞》及《運氣論奧圖説》，後以廣平程氏括例類編歸一，擴而充之，增入精微指要，至于勝復論，新詳注解備載。逐日司天加臨民病，一遵仲景方法治之。茲特論其大略云。

運氣起例歌

五運歌

甲己土運乙庚金，丁壬木運盡成林。

丙辛水運分清濁，戊癸南方火焰侵。

六氣歌

子午君火是少陰，丑未濕土太陰臨。

寅申少陽相火位，卯酉陽明屬燥金。

巳亥厥陰風木是，辰戌太陽寒水侵。

天地六氣自然數，支上排輪仔細尋。

逐年五運歌

大寒木運始行初，清明前三火運居。

芒種後三土運是，立秋後六金運推。

立冬後九水運伏，周而復始萬年如。

逐年六氣歌

大寒厥陰氣之初，春分君火二之隅。

小滿少陽分三氣，太陰大暑四相呼。

秋分陽明五之位，太陽小雪六之餘。

逐年主氣歌

初氣逐年木主先，二君三相火排連。

四來是土常爲主，五氣金星六水天。

逐年客氣歌

每年退二是客鄉，上臨實數下臨方。

初中六氣排輪取，主客興衰定弱強。

五運受病起例歌

甲己化土未爲期，乙庚金運酉中知。

丙辛水運從子上，丁壬木運卯中隨。

戊癸火運元居午，五運皆同旺處推。

丑命生人子日病，順數見午少陰居。

右具運氣起例歌七。

運氣加臨棺墓手經指掌圖

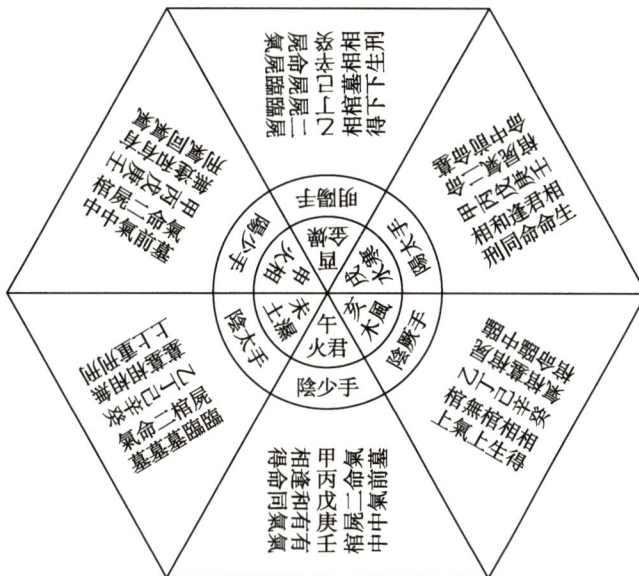

圖7　運氣加臨棺墓手經指掌圖

運氣加臨棺墓足經指掌圖

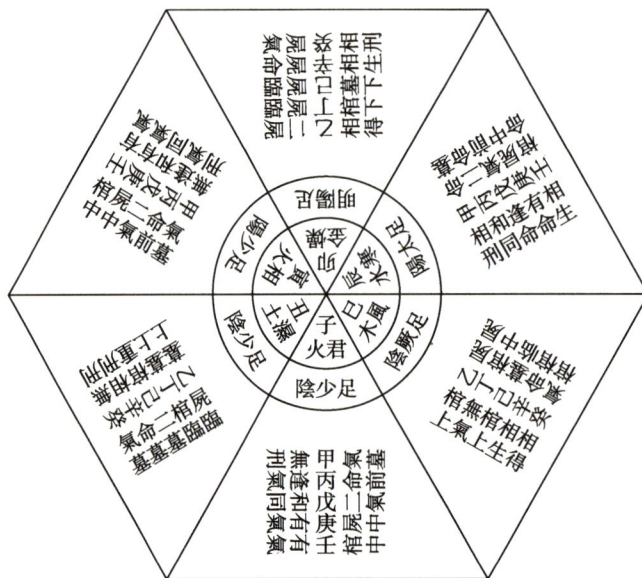

圖8　運氣加臨棺墓足經指掌圖

棺墓名例

甲己墓土，乙庚屍金，丙辛命水，丁壬棺木，戊癸氣火。

二[1]木棺中無氣，木火棺中有氣，木土棺臨墓上，木金屍臨棺下，木水棺命相生。

二火二氣和同，火木氣棺相得，火土氣墓無刑，火金屍氣相刑，火水氣前逢命。

二土兩墓相重，土木墓臨棺上，土火氣墓相得，土金屍臨墓下，土水墓命相刑。

二金二屍相得，金木屍臨棺上，金火屍中有氣，金土屍臨墓土，金水屍中有命。

二水兩命和同，水木棺命相生，水火命前逢氣，水土命墓相刑，水金命屍相生。

1　二：原作"一"。據下文文義改。

棺墓總例歌

木土棺臨墓上知，屍臨墓下土金歸。

二木棺中無氣止，金水屍中有命隨。

火水氣前逢命者，金火屍中有氣微。

木火棺中生有氣，屍臨棺下木金危。

水火命前逢氣可，土木逢之不可推。

墓臨棺上多應死，屍臨棺下救時遲。

金土屍來臨墓上，病人危困不須疑。

屍向棺頭金木位，患家猶自好求醫。

五虎元建歌

甲己日干起丙寅，乙庚之日戊寅真。

丙辛卻從庚上數，丁壬壬字順行程。

戊癸元知尋甲起，五虎建元貫古今。

棺墓起例訣

假如辰年生人，甲子日得病，子日陽支，從前第三位寅上，加年命辰字，順數至司天子上見寅，寅系足少陽火，將此火爲用，又以五虎元建甲日起丙寅，亦順數至子上見丙，丙化水，火爲氣，水爲命，此乃有氣有命，其人雖病不死。又如亥年生人，癸醜日得病，醜日陰支，從前第五位已上，加年命亥字，順數至司天醜上見未，未系乎太陰土，將此土爲用，又以癸日起甲寅，亦順數至醜上見乙，乙化爲金，土爲墓，金爲屍，是爲屍臨墓下，其人得病，必至于死也。

五運時行民病脉病圖

五運六氣，乃天地陰陽運行升降常道也。天有六氣，人以三陰三陽而上奉之；地有五行，人以五臟五府而下應之。五運流行，則有太過不及；六氣升降，則有逆從勝復。凡不合于德化政令者，則有災眚，皆隨人藏氣爲病，謂之時氣，與感冒、中傷、天行疫沴不同。前聖知天地有餘不足，違戾之氣，民病所感，各以五味所勝調和，以平爲期。

丁壬歲氣木化圖

六丁　　　　天時，歲氣。燥氣乃行，生氣不政，涼雨時至，風雪并興，草木晚榮，物秀而實。

歲木不及　　地氣，民病。肝木受邪，病則肤脅滿、小腹痛、腸鳴涌泄；肺金勝肝木，火爲木子，來復尅金，反寒濕、瘡瘍癰腫、咳血。

六壬　　　　天時，歲氣。風氣流行，生氣淳化，萬物以榮，其變震拉摧拔。

歲木太過　　地氣，民病。脾土受邪，病飧泄、食減、體重、腸鳴腹痛、脅滿；肝木尅脾土，金爲土子，來復能勝木，反脅痛而吐甚，衝陽者，死。

戊癸歲氣火化圖

六戊　　　　天時，歲氣。陰氣内化，其變則炎烈沸騰。

歲火太過　　地氣，民病。肺金受邪，發瘧、少氣喘咳、血溢泄瀉、胸脅滿、身熱、背臏骨痛；心火尅肺金，水爲金子，來復能勝火，反任妄咳血、泄瀉，甚則太淵絶，死。

六癸　　　　天時，歲氣。寒乃盛行，火令不政，物生不長，陽氣屈伏，蟄蟲早藏。

歲火不及　　地氣，民病。心火受[1]邪，胸脅肩背痛、鬱冒暴瘖、臂痛；腎水勝心火，土爲火子，來復能尅腎，反寒中泄注、腹痛攣痹。

甲己歲氣土化圖

六甲　　　　天時，歲氣。雨濕流行，至陰内實，物化充成，其變震驚飄驟崩潰。

歲土太過　　地氣，民病。腎水受尅，腹脹清厥、體重，甚則中滿、足痿脚痛、四肢不舉；脾土尅腎水，木爲水子，來復尅土，反溏泄，甚則太溪絶者，死。

六己　　　　天時，歲氣。風寒大作，雨乃愆期，草木秀而不實。

歲土不及　　地氣，民病。脾土受邪，飧泄霍亂、體重腹痛、肌骨瞤酸；肝木[2]克脾土，金爲土子，來復尅木，反胸脅暴痛，下引小腹。

乙庚歲氣金化圖

六乙　　　　天時，歲氣。炎火[3]盛行，生氣乃用，燥石流金。

歲金不及　　地氣，民病。肺金受邪，背肩臏重、衄血、血便注下；心火尅肺金，水爲金子，來復能勝火，反心胸頂痛、發熱口瘡。

六庚　　　　天時，歲氣。燥行，天氣潔，池氣明，湯氣隨陰，肅殺凋零。

1　受：原誤作"大"。據《素問·氣交變大論篇》改。

2　木：原誤作"土"，據《素問·氣交變大論篇》改。

3　火：原脱。據《素問·氣交變大論篇》補。

歲金太過　　地氣，民病。肝木受邪，腹脅痛引小腹、目赤身重、耳聾，甚則喘逆、肩背足脉痛；肺金尅肝木，火爲木子，復尅金，反心痛、胸脅痛、咳逆、太衝絶，死。

丙辛歲氣水化圖

六丙　　　　天時，歲氣。天地寒凝，其變冰霜雪雹。

歲水太過　　地氣，民病。心火受邪，熱燥陰厥，甚則腹脹、脛腫、喘咳；腎水尅火，脾爲火子，來復尅水，反溏泄，甚則神門絶者，死。

六辛　　　　天時，歲氣。水泉減，草木茂。

歲水不及　　地氣，民病。腎水受邪，腫重泄瀉、腰膝痛、陰厥肘腫、腎氣不行；脾土尅水，木爲水子，來復尅土，反面色時變、筋肉瞤瘃、心膈痛。

六氣時行民病脉病圖

夫陰陽升降，在天在泉，上下有位，左右有紀，地理之應，標本不同。氣應異象，逆順變生，太過不及，悉能病人，皆天氣運動之所爲也。但推之曆日，依節交氣，此乃地之陰陽靜而守位者，常爲每歲之主氣，曰地氣，又曰本氣。其寒、暑、燥、濕、風、火者，六氣之常紀也。氣應之不同者，又有天之陰陽動而不息者，輪行而居主氣之上，曰天氣，又曰客氣，乃行歲中天命。其所至，則又有寒、暑、燥、濕、風、火之化。主氣則只奉客之天命，客勝則從，主勝則逆，二者有勝而無復矣。今先次地理本氣，然後以天氣加臨爲標，隨氣主治，則悉見病源矣。後具地理本氣圖一、天氣本氣圖六。

本氣圖

大寒至春分　　厥陰風木爲一主氣，風氣流行，萬物發生。

春分至小滿　　少陰君火爲二主氣，君德之象，不司炎暑。

小暑至大暑　　少陰相火爲三主氣，暑化用事，炎暑乃行。

大暑至秋分　　太陰濕土爲四主氣，濕化用事，雲雨蒸濕。

秋分至小雪　　陽明燥金爲五主氣，燥化用事，清涼乃行。

小雪至大寒　　太陽寒水爲六主氣，寒化用事，嚴凝乃行。

凡一氣所管，六十日八十七刻半，上以天之六氣臨御，觀其逆從，以藥調和，使上下合德，無相奪倫，此天地之紀綱、變化之淵源，不可不深明之。蓋天氣始于少陰，終于厥陰。《經》曰：少陰所謂標，厥陰所謂終也。地氣始于厥陰，終于太陽。《經》曰：顯明之右，君火之位者，其緒是也。所謂六氣之原則同，六氣之緒則異。不同之緒，乃天真、坤元二氣相因而成也。

辰戌歲氣寒化圖

太陽司天

初氣　少陽火加厥陰木　天時：氣早暖，瘟疫至。民病：身熱頭疼，嘔吐，肌奏瘡瘍。

二氣　陽明金加少陰火　天時：天涼，及至火氣遂抑。民病：氣鬱，中滿，風腫。

三氣　太陽水加少陽火　天時：寒熱不時，熱爭，冰雹。民病：癰疽注下，心悶吐利。

四氣　厥陰木加太陰土　天時：風濕交爭，風雨摧拔。民病：大熱，足痿，赤白成癰。

五氣　少陰火加陽明金　天時：濕熱而寒，客行主令。民病：血熱妄行，肺氣癰。

太陰在泉

終氣　太陰土加太陽水　天時：濕令行，凝[1]陰寒雪冷。民病：孕死、脾濕肺肚腎衰[2]。

治用　甘溫以平水，酸苦以補火，抑其運氣，扶其不勝。

卯酉歲氣燥化圖

陽明司天

初氣　太陰土加厥陰木　天時：陰凝氣肅，水乃冰寒。民病：熱脹浮腫、嘔吐、小便赤淋。

二氣　少陽火加少陰火　天時：涼風間發，大熱早行。民病：疫病大至，善暴死。

三氣　陽明金加少陽火　天時：燥熱交合，涼風間發。民病：上逆下冷，瘧利心悶。

四氣　太陽水加太陰土　天時：早秋寒雨寒物。民病：暴僕妄言，心痛，瘧痿，便血。

五氣　厥陰木加陽明金　天時：春令反行，草木盛生。民病：氣和熱行，面浮上壅。

太陰在泉

終氣　少陰火加太陽水　天時：氣候反溫，蟄蟲出。民病：大[3]邪溫毒，季春發疫。

治用　鹹寒以抑火，辛苦以助金，汗之、清之、散之，安其運氣。

1　凝：原作"疑"，據《素問•六元正氣大論篇》改。

2　肺肚腎衰：《仁齋直指方》卷三《運氣證治》作"肺脹肝衰"，供參考。

3　大：《素問•六元正氣大論篇》作"伏"。

寅申歲氣火化圖

少陽司天

初氣　少陰火加厥陰木　　天時：熱風傷人，時氣流行。民病：血溢，目赤，血崩，脅滿。

二氣　太陰土加少陰火　　天時：時雨至，火反鬱。民病：熱鬱，咳逆，嘔吐，頭疼。

三氣　少陽火加少陽火　　天時：暴熱，濕化大旱。民病：聾瞑、血溢、喉痹、目赤。

四氣　陽明金加太陰土　　天時：涼風至，炎暑未去。民病：身重中滿、脾寒泄瀉。

五氣　太陽水加陽明金　　天時：陽去寒來，雨降木凋。民病：骨痿、目赤痛。

厥陰在泉

終氣　厥陰木加太陽水　　天時：地氣正寒，雨生鱗蟲。民病：關節不禁，心痛。

治法[1]　鹹寒平其上，辛溫治其內，酸滲之、泄之、漬之、發之。

丑未歲氣溫化圖

太陰司天

初氣　厥陰木加厥陰木　　天時：大風發榮。民病：血溢，筋強，關節不利，身重筋痛。

二氣　少陰火加少陰火　　天時：大火行令，濕蒸相搏，瘟疫盛行。民病：遠近感若。

三氣　太陰土加少陽火　　天時：雷雨電，地氣騰，濕氣降。民病：身重，胕腫，胸滿。

四氣　少陽火加太陰土　　天時：炎熱沸騰，濕化不流。民病：腠理熱，血溢，瘧脹，浮腫。

五氣　陽明金加陽明金　　天時：大涼，霜早降，寒及體。民病：皮膚寒。

太陽在泉

終氣　太陽水加太陽水　　天時：大寒凝冽。民病：關節禁固、腰脽痛。

治用　酸以平其上，以苦燥之，溫之，甚則發泄之。

子午歲氣熱化圖

少陰司天

初氣　太陽水加厥陰木　　天時：寒風切冷，霜雪水冰。民病：關節禁固，腰痛，瘡瘍。

1　法：據上下文，此字當作"用"。

二氣　　厥陰木加少陰火　　天時：風雨時寒。民病：淋，氣鬱于上而熱，令人目赤。

三氣　　少陰火加少陽火　　天時：大火行，熱氣生。民病：淋，氣鬱于上而熱，令人目赤。

四氣　　太陰土加太陰土　　天時：大雨時行，寒熱互至。民病：寒熱，嗌乾黃癉，鼽衄飲發[1]。

五氣　　少陽火加陽明金　　天時：溫氣乃至，初冬尤暖。民病：康安，伏邪，于春爲瘧。

陽明在泉

終氣　　陽明金加太陽水　　天時：燥寒勁切，火尚恣毒，寒暴至。民病：上腫、咳喘、血逆。

治用　　鹹以平其上，苦熱以治其內，鹹以耎之，苦以發之，酸以收之。

巳亥歲氣風化圖

厥陰司天

初氣　　陽明金加厥陰木　　天時：寒始肅殺，氣方至。民病：寒居右脅，氣滯腎虛。

二氣　　太陽水加少陰火　　天時：寒不去，霜雪冰，殺氣施化。民病：熱中，氣血不升降。

三氣　　厥陰木加少陽火　　天時：風雨大作，雨生羽蟲。民病：淚出，耳鳴，掉眩。

四氣　　少陰火加太陰土　　天時：熱氣反用，暴雨溽濕。民病：心受邪，黃疸，胕腫。

五氣　　太陰土加陽明金　　天時：燥濕更勝，風雨乃行。民病：寒氣及體，風濕爲瘧。

少陽在泉

終氣　　少陽火加太陽水　　天時：畏火司令，陽乃火化。民病：瘟癘，心腎相制。

治用　　辛涼平其上，鹹寒調下。畏火之氣，無妄犯之。

1　熱互……飲發：凡十五字原脫。此處原文文義中斷，據《素問·六元正氣大論篇》補出。

卷 之 三

錢塘　陳諫直之　類集

診候六脉入式圖

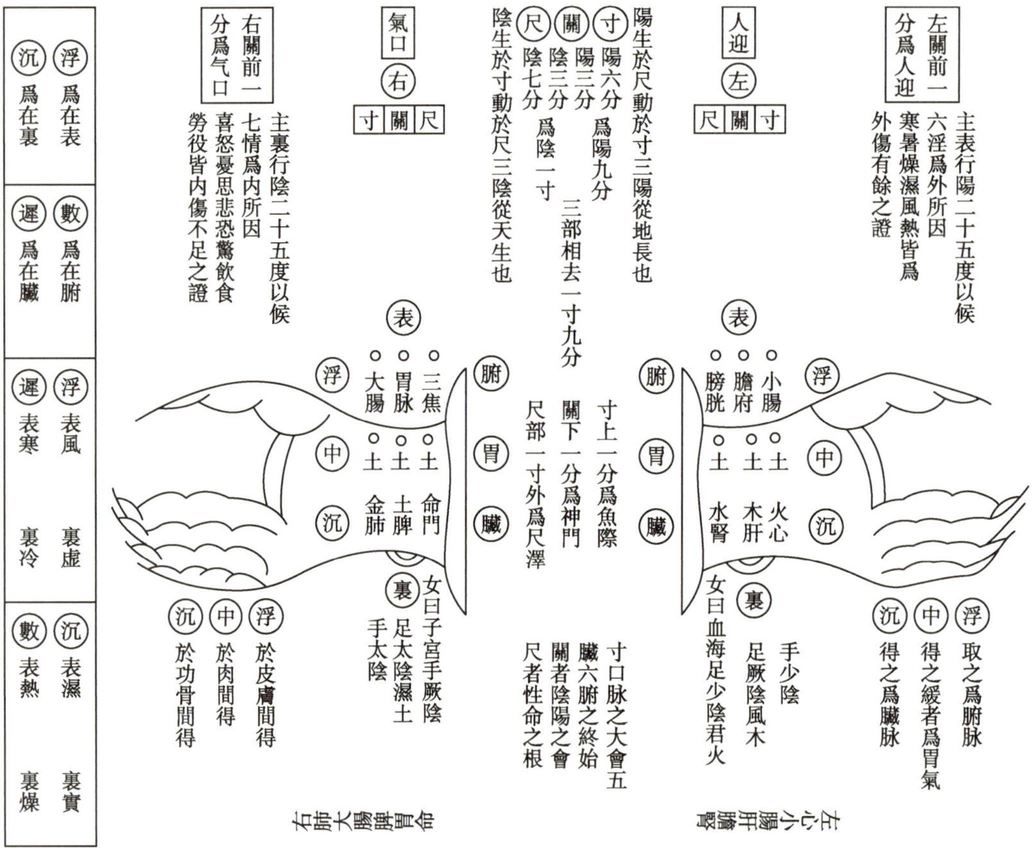

左關前一
分爲人迎
主表行陽二十五度以候
六淫爲外所因
寒暑燥濕風熱皆爲
外傷有餘之證

人迎
左
尺關寸

陽生於尺動於寸三陽從地長也
陰生於寸動於尺三陰從天生也

寸　陽六分　爲陽九分
關　陰陽三分　爲陽三分
尺　陰七分　爲陰一寸
三部相去一寸九分

寸上一分爲魚際
關下一分爲神門
尺部一寸外爲尺澤

氣口
右
寸關尺

右關前一
分爲氣口
主裏行陰二十五度以候
七情爲內所因
喜怒憂思悲恐驚飲食
勞役皆內傷不足之證

浮　爲在表
沉　爲在裏
數　爲在腑
遲　爲在臟

浮　表風　裏虛
遲　表寒　裏冷

沉　表濕　裏燥
數　表熱　裏實

（右手）
表　腑　中　臟　沉
三焦　土　命門
胃脉　土　土脾
大腸　金肺
浮　於皮膚間得
中　於肉間得
沉　於功骨間得
女曰子宮手厥陰　足太陰濕土　手太陰
右　肺大腸　脾胃　命門

（左手）
表　腑　中　臟　沉
小腸　土　火心
膽府　土　木肝
膀胱　土　水腎
浮　取之爲腑脉
中　得之緩者爲胃氣
沉　得之爲臟脉
手少陰　足厥陰風木　足少陰君火
女曰血海足少陰君火
尺者性命之根
左　心小腸　肝膽　腎膀胱

寸口脉之大會五
臟六腑之終始
關者陰陽之會
尺者性命之根

图9　診候六脉入式圖

三部九候圖

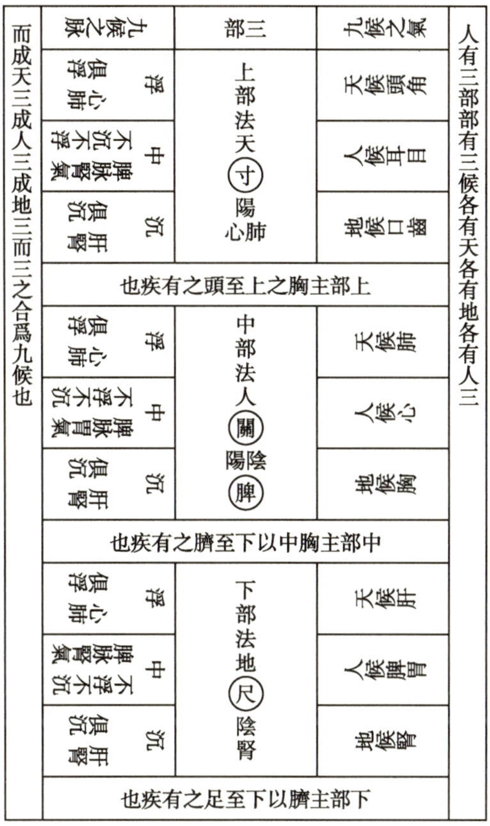

九候之脈俱浮沉	三部	九候之氣	人有三部部有三候各有天各有地各有人三
浮 俱浮 心肺 中 不浮不沉 脾胃氣 沉 俱沉 肝腎	上部法天（寸）陽心肺	天候頭角 人候耳目 地候口齒	
上部主胸之上至頭有疾也（也疾有之頭至上之胸主部上）			
浮 俱浮 心肺 中 不浮不沉 脾胃氣 沉 俱沉 肝腎	中部法人（關）陽陰（脾）	天候肺 人候心 地候胸	
中部主胸中以下至臍之有疾也（也疾有之臍至下以中胸主部中）			
浮 俱浮 心肺 中 不浮不沉 脾胃氣 沉 俱沉 肝腎	下部法地（尺）陰腎	天候肝 人候脾胃 地候腎	
下部主臍以下至足之有疾也（也疾有之足至下以臍主部下）			

而成天三成人三成地三而三之合為九候也

圖10　三部九候圖

脉候損至圖

命絕　至二十息一　遲極
死　至十息一　奪精
奪精　至八息一　脫
離經　至六息一　數

色脉相勝相生之圖

浮澀而短　浮大而散

從下者爲損脉不及

火　金
木
水　土
青相生　色相勝

小而滑　大而緩

離經　至一呼一　敗
奪精　至一息一　無魂
死　至一吸一呼二　死
命絕　至一息兩　奪

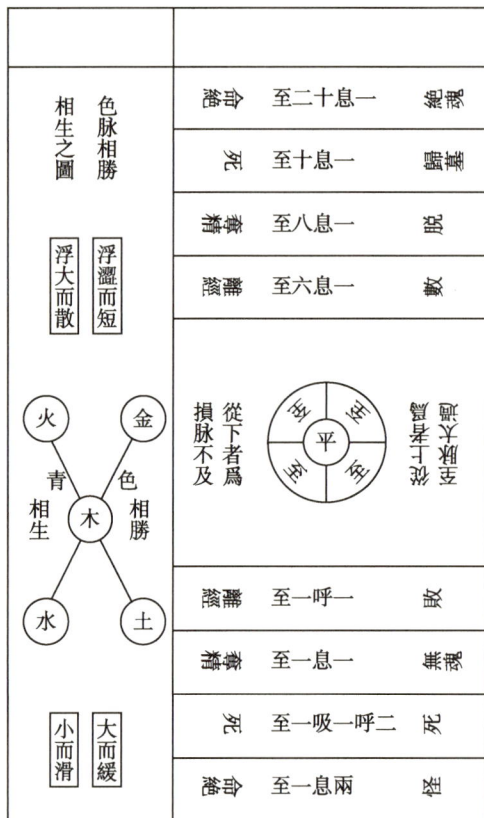

圖11　脉候損至圖

脉 訣 撮 要

七表脉：浮、芤、滑、實、弦、緊、洪。

八里脉：微、沉、緩、澀、遲、伏、濡、弱。

七表：

浮按不足舉有餘，芤脉中虛兩畔居。滑脉如珠中有力，實形幅幅與長俱。
弦如始按弓弦狀，緊若牽繩縛索初。洪舉按之皆極大，此爲七表腑同途。

八里：

微來如有又如無，沉舉都無按有餘。遲緩息間三度至，濡來散止細仍虛。

伏須切骨沉相似，弱軟而沉指下圖。　澀脉如刀輕刮竹，分明八里臟同居。

寸口表里

寸浮中風頭發痛，芤主積血在胸中。　滑必知其多嘔逆，實生寒熱是其蹤。
弦處胸門生急痛，洪來熱悶入心宮。　微脉苦寒并痞逆，沉寒痰飲在心胸。
緩多背項肩疼痛，澀見胃氣血痹風。　遲爲心脅多寒氣，伏則胸堂積氣攻。
濡定汗多兼氣弱，弱虛陽道汗溶溶。　緊頭痛至心胸滿，表里方知寸口窮。

關中表里

關浮虛脹仍飱泄，脉芤有血隨大便。　次滑胃寒多嘔逆，逢實腹滿如鼓然。
若弦中冷小腹痛，若緊還知心痛纏。　大洪脾熱加嘔逆，纔微心冷氣相連。
或沉中脘有虛積，緩卽筋疼臟毒鮮。　見澀血敗多脾痛，如遲不食吐寒涎。
遇伏水氣并溏泄，在濡中州虛冷焉。　又弱胃中有虛熱，表里須知關脉全。

尺中表里

尺脉浮時澀大腸，腎衰芤卽血便黃。　便赤滑經血不利，赤澀實尿無禁防。
陰位弦兮爲脉痛，繞臍緊急痛難當。　尿便洪甚皆有血，血小微微下痢溏。
腫則沉遲寒數熱，脉來緩者氣風僵。　腹冷澀時小便數，白濁遲遲寒在腸。
關後伏冷疝瘕食，不虛濡見補爲良。　氣小弱時虛熱發，尺中表里得其詳。

九道脉：長、短、虛、促、結、代、牢、動、細。

九道

長脉舒長最有餘，短而短小無至數。　虛脉便與濡脉同，促乃來數時一住。
結爲脉緩時不來，代比結促散難聚。　牢如實脉又堅長，動似滑兮細微似。

外因

緊則傷寒腎不移，居因傷暑向心推。　澀緣傷燥須觀肺，細緩傷濕更看脾。
浮則傷風肝卽應，弱而傷熱察心知。　外因但把人迎審，細別六淫皆可醫。

内因

喜則傷心脉必虛，思傷脾脉結中居。　因憂傷肺脉必澀，怒氣傷肝脉定濡。
恐傷于腎脉沉是，緣驚傷膽動相胥。　脉緊因悲傷心絡，七情氣口内因之。

不内外因

勞神役慮愛傷心，虛澀之中子細尋。　勞役陰陽每傷腎，須因脉緊看來因。
房帷任意傷心絡，微澀脉中細忖度。　疲劇筋力要傷肝，子細思量脉弦弱。
饑則緩弦脾受傷，若還滑實飽無疑。　叫呼傷氣須損肺，燥弱脉中豈能避。

能通不内不外因，生死吉凶都在是。

六極

雀啄連來三五啄，屋漏半日一點落。彈石來硬尋即散，搭指散亂真解索。魚翔似有一似無，蝦遊靜中跳躍[1]，寄語醫家子細看，六証見一休下藥。

脉訣賦[2] 　西晉王叔和撰

欲測疾兮，死生須詳，脉兮有靈。左辨心肝之理，右察脾肺之情，此爲寸關所主。腎即兩尺。分并三部，五藏易識，七診九候難明。晝夜循環，榮衛須有定數；男女長幼，大小各有殊形。復有節氣不同，須知春夏秋冬。建寅卯月兮木旺，肝脉弦長以相從。當其巳午，心大而洪；脾屬四季，遲緩爲宗。申酉是金爲肺，微浮短澀宜逢。月臨亥子，是乃腎家之旺；得其沉細，各爲平脉之榮。既平脉之不衰，反見鬼兮命危；兒扶母兮瘥速，母抑子兮退遲。得妻不同一治，生死仍須各推。假令春得肺脉爲鬼，得心脉乃是肝兒。腎爲其母，脾則爲妻。春得脾而莫療，冬見心而不治；夏得[3]肺而難瘥，秋得肝亦何疑。此乃論四時休旺之理，明五行生尅之儀。舉一隅而爲例，則三隅而可知。按平弦而若緊，欲識澀而似微。浮芤其狀，相反沉伏，殊途同歸。洪與實而形同仿佛，濡與弱而性帶依稀。先辨此情，後論其理。更復通于藥性，然後可以爲醫。既已明其三部，須知疾之所有。寸脉急而頭痛，弦爲心下之咎，緊是肚痛之徵，緩即皮頑之候。微微冷入胸中，數數熱居胃口。滑主壅多，澀而氣少。胸連脅滿，只爲洪而莫非；臍[4]引背疼，緣是沉而不謬。更過關中，浮緩不餐。緊牢氣滿，喘急[5]難痊。弱以數兮胃熱，弦以滑兮胃寒。微即心下脹滿，沉兮膈上吞酸。澀即宜爲虛視，沉乃須作實看。下重緣濡，女委散療之在急；水攻因伏，牽牛湯瀉則令安。爾乃尺中脉滑，定知女經不調；男子遇此之候，必

1　蝦遊靜中跳躍：本節均爲七言韻文，惟此句僅有六字，疑脱一字。
2　脉訣賦：原題王叔和撰，實際當爲後人託名。此賦很短，沒有單行本，現可見者，均爲其他書所引。
3　得：原誤作“而”。據《俗解脉訣大全》卷一引《脉賦》改。
4　臍：原誤作“攅”。據《俗解脉訣大全》卷一引《脉賦》改。
5　急：原脱。《俗解脉訣大全》卷一引《脉賦》補。

主小腹難消。伏脈穀兮不化，微卽肚痛無慘。弱緣胃熱上壅，遲是寒于下焦。胃冷嘔逆澀候，腹脹陰疝弦牢。緊則癥居其腹，沉乃疾在其腰。濡數浮芤皆主[1]小便赤澀，細詳如此之候何處難逃。若問女子何因，尺中不絕，胎脈方真。太陰洪而女孕，太陽大是男娠。或遇俱洪，而當雙產。此法推之，其驗若神。月數斷之，各依其部。假令中衝若動，此乃將及九旬。患者要知欲死，須詳脈之動止。彈石劈劈而又急；解索散散而無聚。雀啄頓[2]木而又住，屋漏將絕而復起。蝦遊冉冉而進退難尋，魚躍躜躜而遲疑掉尾。嗟呼！遇此之候，定不能起，縱有九丹，天命而已。復有困重沉沉，聲音劣劣，寸關雖無，尺猶不絕，往來息均，踝中不歇，如此之流，何憂殞滅？經文具載。樹無葉而有根，人困如斯，垂死乃當更治。

手 足 經 圖

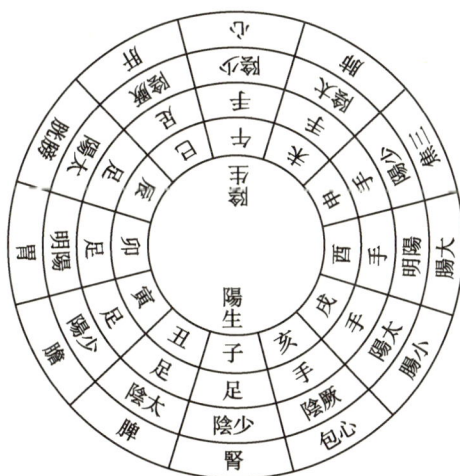

圖 12　手足經圖

手 足 經 論

《經》曰"五藏十二節，皆通乎天氣"者，乃論手足經三陰三陽也。其十二

1　主：原誤作"土"。據《俗解脈訣大全》卷一引《脈賦》改。
2　頓：原誤作"頓"。據《俗解脈訣大全》卷一引《脈賦》改。

經外循身形，內貫臟腑，以應十二月，卽十二節也。五藏爲陰，六府爲陽，一陰一陽，乃爲一合，卽六合也。

夫少陰之經，主心與腎二藏者。蓋心屬火，而少陰冬脉，其本在腎。又君火正司于午，對化于子，是以腎藏亦少陰主之。腎非全水，石屬命門火，五藏爲陰，不可言陽，水隨腎至，故太陽爲府，則手太陽小腸、足太陽膀胱也。

太陰之經，主脾與肺二藏者。蓋脾屬土，而太陰陰脉在肺。又土生金，子隨母居，故肺太陰主之。金隨肺至，故陽明爲府，則手陽明大腸、足陽明胃也。

厥陰之經，主肝與心包絡二藏者。蓋肝屬木，又木生火，子隨母居，故心包厥陰主之。火隨心包而至，故少陽爲府，則手少陰三焦、足少陽膽也。

其手足經者，乃手經之脉自兩手起，足經之脉自兩足起。以十二辰言之，蓋陰生于午，陰上生，故曰手經；陰生于子，陽下生，故曰足經。手足經所以紀上下也。又心、肺、心包在上，屬手經；肝、脾、腎在下，屬足經。亦其意也。藏府同爲手足經，乃一合也。心包非藏也，三焦非府也，《經》曰：膻中者，臣使之官，喜樂出焉。在胸，主兩乳間，爲氣之海，然心主爲君。三焦者，決瀆之官，水道出焉。三焦有名無形，上合于手心主，下合右腎，主謁道諸氣，名爲使者。共爲十二經，是以《經》曰：陰陽者，數之可十，推之可百；數之可千，推之可萬。萬之大，不可勝數，然其要一也。雖不可勝數，然其要妙，以離合推步，悉可知之。

十二經脉始終

寅，手太陰肺，始于中焦，終于次指內廉，出其端。卯，手陽明大腸，始于大指、次指之端，終于上，挾鼻孔。辰，足陽明胃，始于鼻交頻中，終于入大指間，出其端。巳，足太陰脾，始于大指之端，終于注心中。午，手少陰心，始于心中，終于循小指之內，出其端。未，手太陽小腸，始于小指之端，終于抵鼻，至目內眥，斜絡于顴。申，足太陽膀胱，始于目內眥，終于小指內側，出其端。酉，足少陰腎，始于小指之下，終于注胸中。戌，手厥陰心包，始于胸中，終于循小指、次指，出其端。亥，手少陽三焦，始于小指、次指之端，終于至目兌眥。子，足少陽膽，始于目兌眥，終于小指、次指，循大指內，出其端，貫爪甲，出三毛。丑，足厥陰肝，始于大指聚毛之上，終于注肺中。手之三陽，從手走頭，足之三陽，從頭走足，是高能接下也；足之三陰，從足走腹，手之三陰，從腹走手，是下能趨上也。

奇經八脉始終

　　衝脉爲陰脉之海，始于氣衝，上行通谷幽門，至胸中而散，皆足少陰之經也；督脉爲陽脉之海，始于下極之俞，由會陰歷長強，循脊中上行至大椎，與手足三陽之脉交會，上至瘖門¹，與陽維會，至百會與太陽交會，下至鼻柱人中，與陽明交會。任脉始于中極之下曲骨穴，由會陰而行腹，終于承漿。以上三脉，皆起于會陰，蓋一源而分三岐也。

　　帶脉始于季脅下一寸八分，迴身一周，如束帶然。陽蹺脉起于足跟中申脉穴，循外踝而行也；陰蹺脉亦始于跟中照海穴，循內踝而行。蹺者，捷也，二脉皆起于足，故取蹺捷之義。陽維脉所發，別于金門，以陽交爲郄，與手足太陽及蹺脉會于臑俞，與手足少陽會于大髎²及會肩井，與足少陽會于陽白，上本神、臨泣、正營、腦空下，至風池與督脉會于風府、瘂³門，此陽維之起于諸陰之會也。陰維⁴之郄曰築賓，與足太陰會于腹哀、大橫，又與足太陰、厥陰會于府舍、期門，又與任脉會于天突、廉泉，此陰維起于諸陰之交也。維者，絡也，陽維、陰維絡于身，爲陰陽之維網也。

1　瘖門：卽啞門，宋以前多用此名。

2　大髎：無此穴名，疑爲"天髎"之誤。

3　啞：原作"瘂"。同"啞"，據改。

4　陰維：此後原衍"陽維"二字。《鍼灸大成·奇經八脉》云："脉氣所發，陰維之郄，名曰築賓。"據刪。

卷 之 四

錢塘　陳諫直之　類集

中　風　門

中風論

人有卒暴僵僕，或偏枯，或四肢不舉，或不知人，或死，或不死者，皆曰中風也。蓋風爲百病之始，善行而數變無常，若使人之元氣強壯，榮衛和平，腠理緻密，外邪焉能爲害？或因七情飲食勞役，致真氣先虛，榮衛空疏，風邪乘虛而入。中脉則口眼喎斜，中腑則肢體廢，中臟則性命危矣。有治須少汗，亦宜少下，多汗則虛其衛，多下則損其榮。治宜在經，雖有汗、下之戒，而有中臟、中腑之分。中腑者宜汗之，中臟者宜下之，然亦不可太過。汗多則亡陽，亡陽則損其氣；下多則亡陰，亡陰則損其形。初謂表里不和，須汗下之，表里已和，是宜治之在經。其中腑者，多著四肢，有表証而脉浮，惡風，惡寒，拘急不仁，或中身之後、身之前、身之側，皆曰中腑也，其治多易。中臟者，多滯九竅，唇吻不收，舌不轉而失音，鼻不聞香臭，耳聾而眼瞀，大小便秘結，或眼合，直視搖頭，手撒口開，遺溺，鼻鼾，痰如拽鋸，汗綴如珠，皆曰中臟也，中臟者多致不治。六腑不和，留結爲癰，五臟不和，九竅不通，無此乃在經也。初証既定，宜以大藥養之，當順時令而調陰陽、安腑臟而和榮衛，少有不愈者也。大抵中腑者，多兼中臟之証，至于舌強失音，久服大藥，亦能自愈。又以氣中，其証與中風相似，但風中多痰涎，氣中口中無涎。治之之法，調氣爲先。如中風若作中氣[1]，治之十愈八九；中氣若作中風，治之十無一生。治風之法，初中[2]之卽當順氣，及日久，卽當活血，此古今不易之理。

近代劉河間曰[3]：中風者，非謂肝木之風，實甚而卒中之，亦非外中于風，由乎將[4]息失宜，心火暴甚，腎水虛衰，不能制之，則陰虛陽實而熱氣怫[5]鬱，心神昏冒，筋骨不用而卒倒無所知也。李東垣曰：中風者，非[6]外來風邪，乃本氣病也。人年氣衰，或因憂喜忿怒傷其氣者，多[7]有此疾。朱丹溪曰：西北氣寒，爲風所

1　中氣：原缺損脫文。據《普濟方》卷三百十六《婦人諸疾門》"中風"總論補。
2　初中：原缺損脫文。據文義補。
3　間曰：原缺損脫文。據《溯洄集•總論》補。
4　乎將：原缺損脫文。據《溯洄集•總論》補。
5　氣怫：原缺損脫文。據《溯洄集•總論》補。
6　非：原缺損脫文。據《溯洄集•總論》補。
7　多：原缺損脫文。據《溯洄集•總論》補。

中，誠有之矣。東南氣溫而地多濕，有風病者，非風也，皆濕土生痰，痰生熱，熱生風也。三子之論，一主乎火，一主乎氣，一主乎濕，反以風爲虛象，而有異于昔人《內經》之所論矣。若以三子爲是，則三子未出之前，固有從昔人而治愈者矣；以昔人爲是，則三子已出之後，亦有從三子而治愈者矣。是知昔人、三子之論皆不可偏廢。但三子以相類中風之病視爲中風而立論，殊不知因于風者，真中風也，因于火、因于氣、因于濕者，類中風而非中風也。人辨之爲風，則從昔人以治，辨之爲火、氣、濕，則從三子以治，庶乎析理明而用法當矣。東南氣溫，人患中風者固少，實未嘗絶無也。多見今之人，一拘于東南無中風之言，雖遇真中風，概以氣、痰治之，而不敢投以真中風之劑，甚非所宜。況真中風者，其六經之形証已顯然可驗，人得此疾，雖多不救，若能以中風之藥，如續命等湯以治之，萬一可以死中求生。而彼概以痰、氣治之者，亦未見其能有濟也，高明者察之。

又曰：肥人中風者，以其氣盛于外而歉于內，肺爲出入之道，肥者氣必急，氣急必肺邪盛。肺金尅木，膽爲肝之府，故痰涎壅盛。所以治之必先理氣爲急，氣順則痰消，徐理其風，庶可收效。子和用三法，如的系邪氣卒中，痰盛實熱者，可用，否則不可輕易也。

小續命湯　歌六：續命麻黃官桂芎，人參附子杏防風，黃芩芍藥甘防己，去濕除風大有功。

治卒暴中風，不省人事，漸覺半身不遂，口眼喎斜，一切諸風。

防己　白芍藥　肉桂去皮　黃芩　杏仁去皮、尖，炒　人參　川芎　甘草炙　麻黃去節，各一兩　防風一兩五錢　附子炮，去皮、尖，五錢

右爲細末。每服五錢，薑五片、棗一枚、水一盞半，煎取八分，食前服。

防風湯　歌云：防風湯用石膏參，升獨麻黃志去心，防己秦艽并芍草，當歸白术夏黃芩。

治風虛發熱，項背拘急，肢節不隨，恍惚狂言，不自覺悟者。

秦艽　獨活　麻黃去節　半夏湯泡　防風各二兩　升麻　防己　白术　石膏煅　白芍藥　黃芩　甘草　當歸　遠志去心　人參各一兩

右每服四錢，水二鍾、生薑五片，煎取八分，食後、臨臥熱服。

清神散　歌云：清神散入石膏辛，羌活檀香薄荷[1]匀，參及防風荊芥穗，風痰壅塞總無侵。

---

1 薄荷：原作"薄苛"，統改爲"薄荷"。後同徑改。

消風化痰，頭目眩暈，面熱腦疼，鼻塞聲重，口眼瞤動，頸項緊急。

檀香　人參　羌活　防風各五兩　薄荷　荆芥穗　甘草各十兩　石膏　細辛各二兩五錢

右爲細末。食後，白滚湯調服。

烏藥順氣散　歌云：烏藥順氣草麻黃，枳殼陳皮共白薑，桔梗僵蠶芎白芷，驅風順氣效非常。

治男女一切風氣攻疰，四肢骨節疼痛，遍身頑麻，頭目旋暈。

麻黃去根、節　陳皮　烏藥各八分　白僵蠶炒　川芎　枳殼炒　甘草炙　白芷　桔梗各六分　乾薑炮，三分

右用水二鍾、薑三片、棗一枚，煎取七分，食遠服。

大醒風湯　歌云：醒風全蝎草，附子與防風，南星川獨活，薑服有神功。

治中風，痰涎壅盛，手足搐搦，半身不遂及歷[1]節疼痛，筋脉攣急。

南星一錢五分　防風六分　獨活　附子生用，去皮、臍　全蝎微炒　甘草各五分

右爲一服，水二鍾、生薑五片，煎取八分，不拘時候溫服。

防風通聖散　歌云：防風通聖大黃硝，芎芍歸芩滑石膏，白术山栀荆芥桔，麻黃甘草薄連翹。

治一切風熱，頭目昏痛，肢體煩疼，喘滿唾粘，口苦咽乾，腸胃結燥。

防風　川芎　當歸　芍藥　大黃　芒硝　連翹　薄荷　麻黃各五錢　石膏　桔梗　黃芩各一兩　甘草二兩　滑石三兩　白术　山栀　荆芥各五錢

右爲粗末。每服一兩，薑三片、水二鍾，煎取八分，去滓服。

大秦艽湯　歌云：秦艽湯用石膏芎，獨活歸芩芍芷風，白术草羌生熟地，細辛知母茯苓同。

治中風，外無六經之形証，內無便溺之阻隔，知血弱不能養筋，故手足不能運，口強不能言，宜養血而筋自榮。

秦艽　石膏各二兩　甘草　川芎　當歸　白芍藥　羌活　獨活　防風　生地黃　黃芩　白芷　白术　熟地黃　茯苓各一兩　細辛五錢

右㕮咀。每服一兩，薑五片，水煎溫服。春夏加知母。如脉弱，減石膏，加人參。

1　歷：原誤作"癧"。據《太平惠民和剤局方》卷一《治諸風》"大醒風湯"改。

導痰湯　歌云：導痰湯用夏南星，枳實陳皮甘草并，更入茯苓薑十片，消痰通隔效爲靈。治痰涎壅盛，胸膈痞塞，語言塞澀，口眼喎斜。

半夏薑制，二錢　南星炮　陳皮去白　枳實麩炒　赤茯苓　甘草炙，各一錢

右水二鍾、薑十片，煎取八分，食後溫服。

當歸拈痛湯　歌云：當歸拈痛草黃芩，豬澤茵陳與二參，升葛羌風并知母，更加二木痛無侵。

治濕熱爲病，肢體煩疼，肩背沉重，胸膈不利及下疰[1]，于足脛腫痛。

羌活七分　茵陳酒炒，五分　甘草　升麻各三分　酒[2]黃芩　防風　知母酒炒，各五分　當歸七分　澤瀉　豬苓　人參　葛根各五分　蒼术　白术　苦參酒制，各五分

右㕮咀。水二鍾，煎取八分，溫服。

牛黃清心丸　**蘇合香丸**　俱見《局方》。

痿　門

痿証論

《內經》曰：肺熱葉焦，五臟因而受之，發爲痿躄。心氣熱，生脉痿，故脛縱不任地；肝氣熱，爲筋痿，故宗筋弛縱；脾氣熱，生肉痿，故痹而不仁；腎氣熱，生骨痿，故足不任身。蓋人身有四體百骸，以成其形，內則有肝、心、脾、肺、腎以主之。若隨情妄用，喜怒勞佚，致內臟精血虛耗，不能榮養百骸，又未有不致其痿者也。又曰：諸痿皆屬于土，但病之本起于肺耳。治法獨取陽明者，蓋諸痿既屬土而生于肺熱，肺金體燥而居上，主氣畏火者也。土性濕而居中，主四肢，畏木者也。火性炎上，若嗜欲無節，則水失所養，火寡于畏而侮所勝，肺得火邪而熱矣。木性剛急，肺受邪熱則金失所養，木寡于畏而侮所勝，脾得木邪而傷矣。肺熱則不能榮攝一身，脾傷則四肢不能爲用，而諸痿之病作。瀉南方，則肺金清而東方不實，何脾傷之有？補北方，則心火降而西方不虛，何肺熱之有？況陽明爲五臟六腑之海，主潤宗筋，故陽明實則宗筋潤，能束骨

1　下疰：據《普濟方》一百十八引“當歸拈痛湯”作“下疰”。
2　酒：原在“黃芩”後，作小字。據《普濟方》卷一百十八引“當歸拈痛湯”作“酒黃芩”移。

而利機關矣。治痿之法，無出于此。駱龍亦有曰：風火相熾，當滋腎水。而東垣亦取黃柏爲君，黃芪等補藥爲輔佐，而無一方之方。有兼痰積者，有濕多者，有熱多者，有濕熱相半者，有挾寒者，臨病制方，其善于治痿乎。然痿証與柔風、脚氣相類，柔風、脚氣皆外所因，而痿則由内致。其不足者，陰也，血也，而諸方悉是補陽、補氣之劑，能免實實虛虛之患乎。知者察之。

溫腎湯[1]　歌云：溫腎東加白术防，升苓猪澤與麻黃，陳皮柏草柴蒼术，脾弱痿黃卽可康。

治腎氣虛弱，下攻腰膝，筋脉拘攣，步履艱難，面色痿黃。

白术　防風　麻黃　蒼术　升麻　茯苓　陳皮　黃柏　柴胡　猪苓　澤瀉　甘草

右㕮咀。水二鍾，煎取八分，空心溫服。

清燥湯　歌云：清燥參苓五味芪，當歸二术草陳皮，柏柴猪澤升連麴，生地門冬總稱宜。

治濕熱成痿，以燥金受濕熱之邪，是絶寒水生化之源，源絶則腎虧，痿厥之病大作，腰已下痿軟，癱瘓不能動。

黃芪一錢五分　蒼术一錢　白术　橘皮　澤瀉各五分　人參　白茯苓　升麻各三分　麥門冬　歸身　生地黃　麴末　猪苓各二分　黃柏[2]一分　柴胡　黃連各一分　五味子九個　甘草炙，二分

右㕮咀。水二鍾，煎取八分，空心熱服。

獨活寄生湯　方見腰痛門。

八珍散[3]　歌云：八珍散用草當歸，芍藥參苓白术隨，生地川芎同劑服，血虛痿証卽無危。

1　溫腎湯：原方未出劑量。據《普濟方》卷在三百一引"溫腎湯"作："溫腎湯：治面色痿黃，身黃，脚痿弱無力，陰汗。麻黃（六分）、防風（一錢半）、白术（一錢）、澤瀉（二錢）、猪苓（一錢）、白茯苓（一錢）、升麻（一錢）、柴胡（一錢）、酒黃柏（一錢）、蒼术（一錢半）。右件分作二服。"供參考。

2　黃柏：原脱。據方前歌訣第三句，可知此方當有黃柏。據《普濟方》卷一百十八引"清燥湯"補。

3　八珍散：此方未出每服劑量。實爲《太平惠民和劑局方》"四君子湯"加"四物湯"。二方劑量爲每服二至三錢。供參考。

治痿因血虛不能養筋，此筋痿也。足不任地，以此主之。

人參　白术　茯苓　甘草　川芎　當歸　芍藥　生地黃

右各等分。水二鍾，煎取八分，去滓服。

健步丸　歌云：澤瀉川烏并二防，苦參滑石桂柴羌，天花甘草均爲末，健步名丸服最良。

治膝中無力，屈伸不得，腰背腳腿沉重，行步艱難。

防己酒洗，一兩　羌活　柴胡　滑石炒　甘草炙　瓜蔞根酒洗，各五錢　澤瀉　防風各二錢　苦參酒洗　川烏各一錢　肉桂五分

右爲末，酒糊爲丸，如梧子大。每服七十丸，葱白煎愈風湯下。

加味四斤丸　歌云：三因加味用天麻，牛膝蓯蓉五味瓜，熟地鹿茸兔絲子，蜜丸療痿卽無差。

治腎臟肝虛，熱淫于內，致筋骨痿弱，不能勝持。

蓯蓉酒浸　牛膝酒浸　天麻　乾木瓜　鹿茸燎去毛，切，酥炙　熟地黃　兔絲子酒浸軟，別研[1]　五味子酒浸，各等分

右爲末，煉蜜丸如梧子大。每服五十丸，溫酒、米飲食前下。

濕　門

敘濕爲諸証

諸濕腫滿，皆屬脾土，脾虛多中濕。蓋地之濕氣，感則害人皮肉、筋骨，故諸痙強直、積飲痞膈、中滿霍亂、吐下體重、胕腫如泥，按之不起，皆濕証也。《內經》曰：因于濕，首如裹，濕熱不攘，大筋䎱短，小筋弛長，䎱短爲拘，弛長爲痿。因于氣，爲腫。蓋首爲諸陽之會，清虛之府也，濕氣內甚，久而生熱，濕熱上攻而清道不通，故首如蒙裹。況熱則傷血，不能養筋，故大筋䎱短而拘攣也；濕則傷筋，不能束骨，故小筋弛長而痿弱也。濕氣漸盛，正氣漸微，陽氣衰少，致邪代正，正氣不得宣通，故四肢沉重浮腫，按之如泥不起也。今人見膝間關節腫疼，全以爲風，治者多誤矣。如濕氣停滯中焦，遂致積飲痞膈，濁氣怫鬱在上，遂生膹脹滿悶。如四肢消瘦，肚腹如鼓，小便不利，大便澀滯，

---

1 軟，別研：原字漫漶有脫文。據《三因極一病証方論》卷九“加味四斤丸”增補。

名曰鼓脹。然濕挾風則骨節疼痛，不得屈伸，近之則痛劇，汗出，小便不利，身常惡寒，或微腫也。挾寒內甚則腹痛下利，外甚則四肢沉重疼痛，或肌肉濡潰，痹而不仁也。挾熱內甚則瀉痢，外甚則或痛，或熱，或腫，或面發黃而喘，頭痛鼻塞而煩，皆是也。

夫挾風与湿在表者宜解肌，兼寒與在半表里者宜溫，故宜滲泄。惟濕熱在里宜下，里虛者宜分消，實脾土爲上。外感非脾虛，宜汗之。然又當審其方土之致病源：東南地下，多陰雨地濕，凡受必從外入，多自下起，以重腿脚氣者多。治當汗散，久者宜疏通滲泄。西北地高，人多食生冷濕面，或飲酒後寒氣怫鬱，濕不能越作，致腹皮脹痛，甚則水鼓脹滿，或通身浮腫，按之如泥不起。此皆自內而出也，辨其元氣多少而通利其二便，責其根在內也。此方土內外亦互相有之，但多少不同，須對証施治，不可執一。

除濕湯　歌云：除濕湯中夏藿香，陳皮厚朴茯苓蒼，更加甘草并白术，寒濕傷身卽見康。

治寒濕所傷，身體重著，腰脚酸疼，大便溏泄，小便或澀或利。

半夏麴炒　厚朴　蒼术各二錢半　藿香葉　陳皮　白茯苓各一錢二分　甘草七分　白术一錢二分

右用水二盞、薑三片、棗一枚，煎取一盞。食前溫服。

滲濕散[1]　歌云：滲濕乾薑草桂枝，參苓附子芍相隨，山精薑棗同煎服，寒濕諸傷取效奇。

治寒濕所傷，身重腰冷，如坐水中，小便或澀，大便溏泄，皆坐臥濕地，或陰雨所襲。

人參　乾薑炮　白芍藥　附子炮　白茯苓　肉桂　甘草炙　山精[2]

右各等分。水一盞、薑五片、棗一枚，煎取七分，不拘時服。

橘皮湯　歌云：橘皮湯用淨陳皮，豬澤檳榔草桂枝，白术木香苓滑石，腫疼濕熱服皆宜。

治濕熱內攻，心腹脹滿，小便不利，大便滑泄。

陳皮一兩三錢　木香一錢　滑石六兩　檳榔三錢　茯苓一兩　豬苓　白

1　滲濕散：此方未出劑量，亦未檢到相同的方子，存疑。此書凡等分藥往往不出劑量，後同此者不注。

2　山精：據《本草綱目·术》，此乃"术"（包括白术、蒼术）之別名。

术　澤瀉　肉桂各五錢　甘草二錢

右㕮咀。每服六七錢，水一盞半、薑五片，煎取七分，溫服。

東垣羌活湯　歌云：羌活湯中柴草升，陳蒼槀本柏防苓，芎芪獨活速猪澤，濕腫肢疼卽可寧。

治濕熱自甚，身重，或眩暈，麻木，小便澀赤，下焦痿弱，行步不正。

羌活　防風　柴胡各一錢　藁本　獨活　茯苓　澤瀉　猪苓　黃耆　甘草炙　陳皮　黃柏　黃連　蒼术　升麻　川芎各五分

右㕮咀。水二鍾，煎取八分，溫服。

木香防己湯　歌云：木香防己入陳皮，厚朴猪苓二术宜，澤瀉苓瓜薑草共，四肢浮腫治無遺。

治四肢沉重浮腫，按之如泥不起。

陳皮　厚朴一錢　木香三分　漢防己五分　木瓜　白术各七分　猪苓五分　澤瀉　茯苓　蒼术各七分　甘草三分　生薑皮五分

右用水二鍾，煎取八分，去滓服。

祛風化痰湯[1]　歌云：祛風治濕用威仙，桔梗南星半夏連，枳實苓芩并甘草，痛加肉桂與同煎。

治風濕勝，手不能舉，臂膊痛，膈卜有痰。

陳皮一錢　桔梗一錢　半夏　南星共七分　甘草三分　枳實　黃芩　黃連　威靈仙　茯苓

右水二鍾、生薑五片，煎取八分，溫服。如痛甚，加桂枝。

沉香大腹散　歌云：檳榔烏藥木通苓，枳殼茴陳蘇子荆，蘇葉木瓜桑白草，沉香大腹散爲真。

治脚氣腫滿，沉重疼痛，筋脉不利。此証皆由濕氣鬱滯經絡所致，服之使宣通經絡，血氣和平，腿脚輕利爲效。

沉香　檳榔　烏藥　木通　茴香　紫蘇子　甘草　桑白皮　荆介穗　陳皮去穰　白茯苓　紫蘇葉各五分　大腹皮連子，二錢　乾木瓜去穰，一錢半　枳殼一錢半

右用水二鍾、薑五片、蘿蔔五片，煎取七分，去渣，食前溫服。

---

1 祛風化痰湯：此方後五味藥未出劑量，亦未檢到相同的方子，存疑。

加味平胃散　歌云：平胃散中加香附，砂仁厚朴與蒼陳，棗薑甘草同煎服，濕滯分消效若神。

治胃口停濕，飲食減少，嘔噦。此藥上下分消其濕。

蒼术　陳皮各二錢　厚朴一錢半　甘草　砂仁各五分　香附一錢

右水二鍾、薑三片、棗子二枚，煎取八分，去渣服。

清陽除濕湯　歌云：清陽除濕用防風，白芷陳芩半夏芎，甘草天麻苓共服，首除因濕不相蒙。

治頭暈如有物蒙裹，晨夕昏芒，必風清氣靜，萬象光明，以此主之。

川芎　陳皮各一錢　白芷　半夏各七分　甘草三分　茯苓五分　天麻七分　防風五分　黃芩酒制，七分

右水二鍾、薑三片，煎取八分，去渣服。

卷之五

錢塘　陳諫直之　類集

熱　門

熱証論

夫熱病者，皆傷寒之類也。人身非常熱，爲之熱而煩滿，陰氣少而陽氣勝，陰虛生內熱。因有所勞倦，形氣衰少，穀氣上盛，上焦不行，下脘不通，胃氣熱，熱氣薰胸中，故內熱。陽盛則外熱，因上焦不通利，則皮膚緻密，腠理閉塞，玄府不通，衛氣不得泄，故外熱。有表而熱者，謂之表熱；無表而熱者，謂之里熱。有暴熱而爲熱者，乃久不宣通而致也。有服溫藥而爲熱者，有惡寒戰慄熱者。治法：小熱之氣，涼以和之；大熱之氣，寒以取之；甚熱之氣，以汗發之，發之不盡則逆制之，制之不盡，求其屬以衰之。苦者治臟，臟屬陰而居內；辛者治腑，腑屬陽而在外。故內者下之，外者發之。又宜養血益陰，其熱自愈。然熱又有在氣在血之分：如晝熱夜安，是陽氣自旺于陽分也。晝安夜熱而煩躁，是陽氣下陷入陰中也，名曰熱入血室。晝夜俱熱而煩燥[1]，是重陽無陰也。亟當瀉其陽，峻補其陰。然又有五臟有邪而身熱各異：肺熱者，乃皮毛之熱，其証必見喘咳；心熱者，是熱在血脉也，其証煩心、心痛、掌中熱而噦；脾熱者，熱在肌肉，遇熱尤甚，其証必怠惰嗜臥，四肢不收，無氣以動；肝熱者，乃肝之熱，卯寅間尤甚，其脉弦，四肢滿悶，便難，轉筋，多怒多驚，四肢困熱，筋痿不能起；腎熱者，其熱蒸手如火，其人骨蘇蘇，如蟲蝕其骨，困熱不任，亦不能起。此皆諸經病熱之証也。如熱病已得汗而脉尚躁盛，此陰脉之極也；熱病不得汗而脉燥盛者，此陽脉之極也。俱爲不救。假令寸口脉微，名曰陽不足，陰氣上入陽中，則惡寒；尺脉弱，名曰陰不足，陽氣下陷入陰中，則發熱。然有身熱而惡寒，熱在表也，而淺邪畏其正，故病熱而反惡寒也。亦有邪熱在里而深，邪甚無畏物，畏其極，又爲不惡寒而反惡熱也。大率煩燥多渴、欲寒惡熱，爲病熱也。亦有亢則害，承乃制之，則病熱甚而反覺其冷也。雖覺其冷而病爲熱，實非寒也。俗因妄謂之寒病，誤以熱藥投之，危害多矣。或又有寒熱往來而不已者，乃邪正分爭也。邪氣之入也，正氣不與之爭，則但熱而無寒。若邪正分爭，于是寒熱作矣。蓋以寒邪爲陰，熱邪爲陽，里分爲陰，表陽[2]邪之客于表也，爲寒邪與陽爭，則爲寒矣；邪之入于里也，爲熱邪與陰爭，則爲熱矣。若邪在半表半里之間，外與陽爭而爲寒，

1　燥：通“躁”。

2　表陽：疑爲“表分爲陽”脱字。

內與陰爭而爲熱，表里之不拘，內外之無定，由是寒熱且往且來，日有至于三五，甚者則十數發也。若以陰陽相勝，陽不足則先寒後熱，陰不足則先熱後寒。此特論雜証，陰陽二氣自相乘勝然也，非所以語傷寒者也。又曰：一身盡熱，先太陽也，從外而之內者，先無形也，爲外傷；手足不和，兩脅俱熱如火，先少陽也，從內而之外者，先有形也，爲內傷；脉人迎、氣口俱緊盛，或舉按皆實大，發熱而惡寒，腹不和而口液[1]，此內外俱傷也。人能詳察病機，庶免用藥之誤。

陰陽虛盛論

《經》云：邪氣盛則實，精氣奪則虛。因正氣先虛，以致邪氣客之而爲盛實，于是有陽虛陰盛、陰虛陽盛二証之別。蓋盛者指邪氣而言，虛者指正氣而言，陰陽虛盛，邪正消長之機。且正氣在人，陽主表而陰主里，邪氣中人，表爲陰而里爲陽。若夫表之真陽先虛，故陰邪乘陽而盛實。表受邪者，陽虛也，脉浮緊者，陰邪盛于外也，是謂陽虛陰盛，所以用桂枝麻黃辛甘之溫劑，汗之則陰邪消，溫之則真陽長，使邪去正安而自愈也。又若里之真氣先虛，故陽邪入陰而盛實。里受邪者，陰虛也，脉沉實者，陽邪盛于里也，是謂陰虛陽盛，所以用承氣酸苦之寒劑，下之則陽邪消，寒之則真陰長，使邪去正安而亦自愈也。如其不然，陽盛而用桂枝，下咽即斃；陰盛而用承氣，入胃以亡。是皆盛盛虛虛而致邪失正也。以是知所主陽虛陰盛、陰虛陽盛二証之意深。蓋指一爲表証，一爲里之邪正消長而言，非兼言表和里病、里和表病，而謂之陰陽虛盛也。

涼膈散 歌云：涼膈散中薄荷葉，連翹芩草大黃梔，朴硝竹葉微加蜜，積熱痰瘡盡可醫。
治腑臟積熱，煩燥多渴，口舌生瘡，痰實不利，腸胃燥澀，便溺秘結。
川大黃　朴硝　甘草各二錢　山梔子　黃芩各一錢　薄荷葉　連翹四錢四分
右水二鍾、竹葉七片、蜜一匙，煎取八分，食後服。

洗心散 歌云：洗心散用大黃歸，甘草麻黃荊芥隨，白术薄荷薑芍藥，心中發熱即無危。
治風壅壯熱，頭目昏痛，熱氣上衝，口苦唇焦，咽喉腫痛，心神煩燥。
白术一錢　麻黃去根、節　當歸　荊芥穗　芍藥　薄荷　甘草各一錢半　大黃煨，一錢

---

1 液：疑爲"渴"之誤。

右爲末。水二鍾、薑三片，煎取七分，不拘時溫服。

十味人參散　歌云：十味人參柴草苓，當歸半夏芍黃芩，生薑白术加乾葛，虛熱遊行卽可禁。

治虛熱潮熱，身體倦怠。

柴胡　甘草　人參　茯苓　當歸　半夏　白芍藥　黃芩　白术　葛根

右等分。水二鍾、薑三片，煎取八分，不拘時溫服。防風当归饮

防風當歸飲　歌云：當歸飲子用當歸，苓芍柴參甘草隨，更入大黃并滑石，陰虛諸熱治皆宜。

治脾[1]腎真陰損虛，肝心風熱鬱甚，陽勝陰衰，或表熱而身熱惡寒，或里熱而燥熱煩渴，或半表半里而寒熱往來，一切諸熱，并皆治之。

當歸　大黃　柴胡　人參　黃芩　甘草　芍藥各一錢半　滑石三錢[2]

右用水二盞、薑三片，煎取一盞，不拘時溫服。

六神通解散　歌云：六神通解散麻黃，甘草膏芩滑石蒼，身熱脉洪煎取服，清肌止渴效非常。

治發熱頭痛，發渴身疼，脉洪無汗。

麻黃二錢　甘草三錢　石膏　滑石　黃芩各四錢　蒼术八錢

右㕮咀，入薑、葱煎服。

宣明柴胡飲　歌云：柴胡飲子用柴芩，芍藥當歸甘草參，更入大黃薑劑服，内蒸諸熱自無侵。

治解一切肌熱、蒸熱、積熱，或汗後餘熱。

黃芩　甘草　大黃　芍藥　柴胡　人參　當歸各二錢半

右㕮咀。水二鍾、薑三片，煎取八分，溫服。

火　門

火証論

諸熱瞀瘈、暴瘖冒昧、躁擾狂越、罵詈驚駭、胕腫疼酸、氣逆衝上、禁慄、

1　脾：原作“痹”。據《普濟方》卷二百二十五引“防風當歸飲”改。

2　三錢：原脱。據《普濟方》卷二百二十五引“防風當歸飲”之滑石劑量爲前藥之一倍義補。

如喪神守、嚏嘔、瘡瘍、喉痹、耳鳴及聾、嘔涌溢食不下、自昧不明、暴注瞤瘛、暴病暴死，皆屬于火也。五行各一其性，惟火有二：曰君火，人火也；曰相火，天火也。火，內陰而外陽，主乎動者也，故凡動皆屬火。以名而言，形質相生，配于五行，故謂之君；以位而言，生于虛無，守位稟命，故謂之相。天主生物，故恆于動，人有此生，亦恆于動，其所以恆于動者，皆相火助之爲也。見于天者，出于龍雷則木之氣，出于海則水之氣也。具于人者，寄于肝腎二部，肝屬木而腎屬水也，腎肝之陰，悉其相火。東垣曰：相火，元氣之賊，火與元氣不相兩立，一勝則一負。然則如之何而可使之無勝負乎？周子曰：神發知矣，五性感動而萬事出，有知之後，五者之性爲物所感，不能不動，謂之動者，即《內經》五火也。相火易起，五性厥陽之火相扇，則妄[1]動矣。火起于妄，變化莫測，無時不有，煎熬真陰，陰虛則病，陰絕則死。君火之氣，《經》以暑與熱言之；相火之氣，《經》以火言之。蓋表其暴悍酷烈，有甚于君火者也，故曰：相火，元氣之賊。周子又曰：聖人定之以中正仁義而主靜。朱子亦曰：必使道心常爲一身之主，而人道每聽命焉，此善處乎火者。人心聽命于道心，而能主之以靜，彼五火將寂然不作，而相火者，惟有裨補造化而爲生生不息之運用耳，何賊之有？

《經》曰：百病皆生于風寒暑濕燥火之動而爲變者。岐伯歷舉病機一十九條，而屬火者五，此相火爲病之出于臟腑者也。考諸《內經》，少陰病爲瘈瘲；太陽病時眩僕；少陰病瞀暴、瘛，鬱冒不知人。此諸熱瞀瘛之屬火者。少陽病惡寒鼓慄，膽病振寒；少陰病洒淅惡寒，振栗；厥陰病洒淅振寒。此諸振鼓慄之屬火者。少陽病嘔逆，厥氣上行；膀胱病衝頭痛；太陽病厥氣上衝胸，少腹控睾引腰脊，上衝心；少陰病氣上衝胸，嘔逆。此諸逆衝上之屬火者。少陽病譫妄，太陽病譫妄，膀胱病狂癲。此諸躁狂越之屬火[2]者。少陽病胕腫善驚；少陰病瞀熱以酸，胕腫不能久立。此諸病胕腫、痛酸、驚駭之屬火者。

又《原病式[3]》曰：諸風掉眩，屬于肝火之動也；諸氣憤鬱，病痿，屬于肺火之升也；諸濕腫滿，屬于脾火之勝也；諸痛癢瘡瘍，屬于心火之用也。此皆火之爲病，出于臟腑者然也。《經》所謂一水不勝二火之火，出于天造。君相之

1　妄：原作"忘"。據文義改。

2　火：原脱。據文義補。

3　式：原作"或"。據以下引文出自劉完素《素問玄機原病式》改。

外，又有厥陽臟腑之火，根于五志之內，六欲七情激之，其火隨起。蓋大怒則火起于肝，醉飽則火起于胃，房勞則火起于腎，悲哀動中則火起于肺。心爲君主，自焚則死矣。《經》所謂一水不勝五火之火，出自人爲，曰諸病喘嘔等証，此皆少陰君火之熱，乃真心小腸之氣所爲也。若瞀瘛等証，此皆少陽相火之熱，乃心包絡、三焦之氣所爲也。

爲脉，虛則浮大，實則洪數。藥之所主，各因其屬。君火者，心火也，可以濕伏，可以水滅，可以直折，惟黃連之屬可以制之；相火者，龍火也，不可以水濕折之，從其性而伏之，惟黃柏之屬可以降之。瀉火之法，豈止如此？以臟氣司之，如黃連瀉心火，黃芩瀉肺火，芍藥瀉脾火，柴胡瀉肝火，知母瀉腎火。此皆苦寒之味，能瀉有餘之火耳。若飲食勞倦，內傷元氣，火不兩立，爲陽虛之病，以甘溫之劑除之；若陰微陽強，相火熾盛，以乘陰位，日漸煎熬，爲血之病，以甘寒之劑降之；若心火亢極，鬱熱內實，爲陽強之病，以鹹冷之劑折之；若腎水受傷，其陰失守，無根之火，爲陰虛之病，以壯水之劑制之；若右腎命門火衰，爲陽脫之病，以溫熱之劑濟之；若腎虛過食冷物，抑遏陽氣于脾土，爲火鬱之病，以升散之劑發之。不明諸此之類，而求火之爲病，施治何所依據邪？

瀉心湯　歌云：瀉心湯劑用黃芩，半夏陳皮甘草參，更入黃連并薑棗，膈焦痰熱卽無侵。

治心膈脹滿，上焦蘊熱，膈上有痰，心煩嘔噦，飲食不進，食則胃脘疼，大小便不利。此是三焦蘊熱，七情內鬱所致。

陳皮一錢　人參　黃芩各五分　黃連一錢　甘草五分　半夏一錢

右水二鍾、薑七片、棗五枚，煎取八分，溫服。

瀉火升陽湯　歌云：瀉火升陽羌草芪，升柴蒼术石膏宜，酒炒連芩參共劑，養榮氣血最爲奇。

治肌熱煩熱，面赤食少，喘咳痰盛，抑遏陽氣。

羌活　甘草炙　黃芪　蒼术各一兩　升麻八錢　柴胡一兩五錢　人參　黃芩各七錢　黃連酒炒，五錢　石膏五錢，秋深不用

右㕮咀。每服五錢或一兩，煎服。此藥發脾胃火邪，瀉陰火，升發陽氣，榮養氣血者也。

升陽散火湯　歌云：升陽散火葛根羌，獨活升麻白芍防，甘草柴參爲散服，血虛困熱卽時康。

治男女四肢發熱，肌熱筋痿，骨髓中熱，發困，熱如燎，捫之烙手。此病[1]多[2]由血虛而得，或胃虛過食冷物，抑遏陽氣于脾土，火鬱則發。

升麻　葛根　獨活　羌活各五兩　防風一錢半　柴胡八錢　甘草炙,二錢　人參　白芍各五錢　甘草生,三分

右㕮咀。每服五錢或一兩，水煎，稍熱服。

地骨皮散　歌云：地骨散加地骨皮，參柴白茯與黃芪，石膏知母并生地，火盛陰虛此最宜。

治渾身壯熱，火熾發渴。此藥生精補虛。

人參　地骨皮　柴胡　黃芪　生地黃各一兩五錢　白茯苓五錢　知母一兩　石膏二兩

右㕮咀。每服一兩，水二鍾、薑三片，煎服。

黃連解毒湯　歌云：黃連解毒主黃連，芩柏山梔四味全，等分成劑煎取服，内傳熱毒卽時痊。

治一切熱毒，煩狂躁心，口燥咽乾，蓄熱内甚，傳爲陰毒者，及汗吐下後不解而喘急鄭聲，目赤睛疼，燥渴。

黃連　黃柏　黃芩　大梔子各二錢五分

右用水二鍾，煎取八分，去渣溫服。

暑　門

暑暍論

暑乃夏月炎暑也。盛熱之氣著人也，有冒，有傷，有中，三者有輕重之分、虛實之辨。或腹痛水瀉者，胃與大腸受之，惡心者，胃口有痰飲也，此二者，冒暑也；或身熱頭疼，躁亂不寧者，或身如鍼刺者，此爲熱傷在分内也；或咳嗽發寒熱，盜汗出不止，脉數者，熱在肺經，急治則可，遲則不救，成火乘金也，此爲中暑者。況内傷五臟而爲証，亦自不同。心中之使人噫悶、昏不知人，入肝則眩暈頑痺，入胃則昏睡不覺，入肺則喘滿痿躄，入腎則消渴。暑暍

1　病：原闕。據《普濟方》卷二百二十九引"升陽散火湯"補。

2　多：原作"各"。據《普濟方》卷二百二十九引"升陽散火湯"改。

之証，變異不等，蓋人形氣有虛實，所感有輕重。輕則後時而發，至秋成瘧痢是也；重則卽時發者，如已上之証。至有輕變重、重變輕，亦自感有淺深，傳有兼併耳。

　　凡治病須要明白辨慎，忽滾同施治。春秋間亦或有之，切莫執一，隨病處治爲妙。然有所謂暑風者，夏月卒倒，不省人事是也，有因火者，有因痰者。火，君相二火也；暑，天地二火也。内外合而炎爍，所以卒倒也。痰者，人身之痰飲也，因暑氣入而鼓激，痰飲塞礙心之竅道，則手足不知動躅而卒倒也。此二者皆可吐，量其虛實而吐之。吐醒而後，以清劑調治之可也。又曰：中暑與中熱不同，靜而得之爲中暑，動而得之爲中熱，中暑者陰証也，中熱者陽証也。人于暑熱之時，或避暑熱，納涼于深堂大厦而得之者，名曰中暑，其病必頭痛惡寒，身形拘急，筋節疼痛而煩心，肌膚火熱，無汗，爲房室之陰寒所遏，使周身陽氣不得伸越，多以熱藥主之是也。若行人或農夫，于日中勞役得之者，名曰中熱，其病必苦頭痛，發燥熱，惡熱，捫之肌膚大熱，必大渴引飲，汗大泄，無氣以動，乃爲天熱外傷肺氣，必涼劑以治之然後可。但亦有中暑証于勞役動而得者、中熱証于避暑靜而得者。大抵因人元氣虛實不同而受病亦異，爲治豈得而無變法哉？世言夏月伏陰在内，此“陰”字有虛之義，不可誤看作陰冷而行溫熱之劑。《經》言春夏養陽，又有謂春食涼、夏食寒，皆所以養陽也。若夫涼臺水館、大扇風車、陰木寒泉、水果冰雪，寒涼之傷，自内及外，不用溫熱，病何由安？其意實非爲内伏陰冷而用之也。前哲謂升降浮沉則順之，寒熱溫涼則逆之。若謂夏月火令之時，妄投溫熱，寧免實實虛虛之患乎？或曰：巳月純陽，于理或通，五月一陰，六月二陰，陰氣既動，豈無陰冷？曰：此陰之初動于地下也，四陽浮于地上，爍灼焚炎，流金爍石，何冷之有？而東垣亦言：陰氣非寒氣也，陰果爲寒，何以夏日則飲水乎？況壬，膀胱之寒已絶于巳，腎水已絶于午，今更逢濕旺助熱爲邪，西方北方之寒清絶矣。聖人立法，夏月宜補者，補天元真氣，非補熱火也，今人夏食寒是也。

　　十味[1] 香薷飲　歌云：十味香薷飲，參苓白术瓜，黃芪陳草朴，扁豆最爲佳。消[2] 暑氣，和脾胃。

1　十味：原闕。據目錄補。
2　消：原闕。據《普濟方》卷一百十七引“十味香薷飲”補。

香薷一兩　人參　陳皮　白术　白茯苓　黃芪　厚朴薑制　木瓜　扁豆炒　甘草炙,各五錢

右用水二大鍾,煎取一大鍾。溫服,無時。

清暑六和湯　歌云:六和參杏藿香瓜,半夏香薷共縮砂,扁豆赤苓甘草朴,暑邪悶亂服爲佳。

治心脾不調,氣不升降,霍亂吐瀉,寒熱交作,陰陽不分,伏暑煩悶,或成痢疾,中酒煩渴。

人參　砂仁　甘草炙　杏仁去皮、尖　半夏各一兩,薑制　赤茯苓　扁豆炒　藿香　木瓜各二兩　香薷　厚朴薑制,各四兩

右㕮咀。每服五錢,水二盞、薑三片、棗一枚,煎取八分,溫服,無時。

縮脾飲　歌云:縮脾飲內用砂仁,草果烏梅共葛根,扁豆與同炙甘草,解消暑熱效如神。

解伏熱,除煩渴,消暑毒,止吐瀉霍亂。

砂仁　草果煨　烏梅肉　甘草炙各二錢七分　扁豆炒　葛根一錢三分半

右㕮[1]咀。水煎候冷,不拘時服。

清暑[2]益氣湯　歌云:清暑歸參五味芪,升麻二术草陳皮,麥門神麴并黃柏,澤瀉青皮用所宜。

治长[3]夏濕熱蒸人,人感之,四肢困倦,精神少,懶于動作,胸滿氣促,肢[4]節疼,或氣高而喘,身熱而煩,心下脹悶,小便黃數,大便黃泄[5]。

黃芪　蒼术制　升麻各一錢　人參　白术　神麴　陳皮各五分　甘草炙　酒柏　麥門冬　當歸各三分　葛根二分　五味子九個　澤瀉半錢[6]　青皮二分半

右㕮咀。作一服。水大二鍾,煎至一鍾,食遠溫服。

枇杷葉散　歌云:清暑枇杷散,白茆厚朴薷,麥門丁瓜草,更入廣陳皮。

治中暑伏熱,煩渴引飲,嘔噦惡心,頭目昏眩。

---

1 右㕮:原闕。據文義補。
2 清暑:原闕。據目錄補。
3 治长:原闕。據《普濟方》卷二十四引"清暑益氣湯"補。
4 肢:原字缺損。據《普濟方》卷二十四引"清暑益氣湯"補。
5 黃泄:原字闕。據《普濟方》卷二十四引"清暑益氣湯"補。
6 半錢:原脫。據《普濟方》卷二十四引"清暑益氣湯"補。

枇杷葉炙　陳皮　丁香　厚朴薑制　香薷　白茅根　甘草炙　麥門冬去心　乾木瓜

右各等分。水二盞、薑三片、煎八分，不拘時服。

五苓散　歌云：中暑身煩用五苓，澤豬赤茯至爲精，更加白术并官桂，調服無時體自平。

治中暑煩渴，身熱頭痛，霍亂吐瀉，小便赤少。如心神恍惚[1]。

澤瀉四錢　白术　豬苓各二錢四分　官桂一錢六分　赤茯苓一錢四分

右爲細末。每服三錢，熱水調下，不拘時候。加辰砂，**名辰砂五苓散**。

燥　門

燥証論

諸澀枯涸，乾勁皴揭，皆屬于燥也。蓋燥本于熱，火熱勝則金衰而風生。風能勝濕，熱能耗液，陽實陰虛，風熱太甚，勝于水濕，因而成燥也。然人惟腎與膀胱爲表里，腎主五液，膀胱分津液。若肺金受火熱所制，而腎水不能相攝，以致膀胱津液内竭，則無所以分佈諸經，而諸燥之病作矣。故肌膚燥癢，咽乾口燥，目不視，舌不聲，鼻不香，耳不聞，皆津液枯槁，不能運布而致然也。又以肝主于筋而風氣自甚，又燥熱加之，則液還聚于胸膈，而筋太燥也。燥金主于收斂，勁切緊澀，故爲病筋脉勁強緊急而口噤也。或病燥熱太甚，而脾胃乾涸成消渴者。或風熱燥甚，怫鬱在表而里氣平者，善伸數欠，筋脉拘急，或時惡寒，或筋惕而搐，脉浮數而弦也。若風熱燥并鬱甚于里，又爲煩滿而成悶結也。及風癇[2]之發作者，多由熱甚，而風燥爲其兼化，涎溢胸膈，燥爍而瘈瘲昏冒僵僕也。凡此諸証，皆由熱甚而生，風燥各有異者，由風、熱、燥各微甚不等故也。

治之以補腎水陰寒之虛，而瀉心火陽熱之實；除腸胃燥熱之甚，而濟臟腑

1　如心神恍惚：此下文義中斷。然其後緊接處方，當有脱文。據《普濟方》卷四十三引"宣明方"之"五苓散"方後加減："心神恍惚，朱砂（一字），灯心（二十茎），麦门冬（二十粒，去心），淡竹叶（十片），车前草（二根）。"此引加減繁多，并非僅此一証，故當爲陳氏有意删之，只是誤留了此五字。

2　癇：原誤作"個"。據文義改。

津液之衰。使道路散而不結，津液生而不枯，氣血利而不澀，則病可以求愈也。然又當分其秘結消渴之類爲里証，皮膚燥澀乾疥爪枯之類爲表証，而于陽結、陰結、氣盛、血少、痰鬱、風熱，亦可得而悉矣。

燥結論[1]

凡人五味之秀者養臟腑，諸陽之濁者歸大腸，大腸所以司出而不納也。今停蓄蘊結而不得疏導者，抑有由矣。蓋腎主大便而又主五液，津液潤則大便如常。若饑飽勞逸，損傷胃氣，及食辛熱厚味之物而助火邪，伏于血中，耗散真陰，津液虧少，故大便結燥。然結燥之病不一，有熱燥，有風燥，有陽結，有陰結，又有年老氣虛，津液不足而結者。

治法：腎惡燥，急食辛以潤之，結者散之。如少陰不得大便，以辛潤之；太陰不得大便，以苦泄之。陽結者散之，陰結者熱之。大抵津液耗少而燥者，以辛潤之；有物而結者，當下之。若不究其源，一概用巴豆、牽牛之類下之，損其津液，燥結愈甚，有復下復結，極則以至引導于下而不能通者，遂成不救之証，可不慎哉！

當歸承氣湯　歌云：當歸承氣用當歸，甘草芒硝性所宜，更入大黃同劑服，清肌潤燥效爲奇。

治燥熱火鬱爲病，或皮膚枯燥，或咽乾鼻乾，或便溺結秘，并宜服之。

當歸　大黃各四錢　甘草　芒硝各二錢

上水二鍾、薑三片，煎取八分，溫服。一方去當歸，**名調胃承氣湯**。

防風通聖散方見中風門　治燥熱亢盛，口燥咽乾，肌膚燥癢，服保肺金。

人參固本丸　歌云：人參固本麥門冬，生熟淮黃五味同，黃柏天門成劑服，腎枯燥熱見神功。

治腎水枯竭，三焦燥熱，渴欲引飲者。

熟地黃　生地黃酒制，各四兩　天門冬去心　麥門冬　五味子各二兩　人參　黃柏酒炒，四兩

右爲細末，煉蜜搜和，次入人乳一合，石器內搗千餘下，丸如梧子大。每

---

1 論：原脫。據該書體例及原目錄補。

服五十丸，空心，鹽湯下。

加味大補丸　歌云：大補丸中用黃柏，人參五味熟淮黃，麥門知母并龜板，燥熱陰虛

服最良。

治結熱咽乾口燥，服此以濟真水。

黃柏酒炒，四兩　熟地黃酒制，四兩　人參　五味子　麥門冬　知母酒

制　龜板酒炙，各一兩

右爲細末，煉蜜爲丸如梧子大。每服五十丸，空心，鹽湯下。

導[1]**滯通幽湯**　歌云：導滯通幽歸與麻，桃仁生熟地紅花，更加甘草同爲劑，秘結幽

門服最佳。

治大便難，幽門不通，上衝，吸門不開，噎塞，大便燥閉不得下。治在幽

門，以辛潤之。

當歸　升麻　桃仁各一錢　生地黃　熟地黃各五分　紅花　甘草炙，各三分

右㕮咀。水煎，調檳榔末五分，食前服。内加大黃，名**當歸潤燥湯**。

元戎四物湯　歌云：元戎四物大黃歸，芍藥川芎熟地隨，更入桃仁均分服，陰虛燥結

卽無危。

治臟結秘澀不通，燥渴，服此以救津液。

當歸　熟地黃　川芎　白芍藥　大黃煨　桃仁

右各等分。水二鍾，煎取八分，空心溫服。

東垣潤腸丸　歌云：潤腸丸内入秦芄，麻子桃仁歸用梢，羌活大黃并皂角，血風秘結

不須勞。

治大便秘澀或乾燥，秘塞不通，乃風秘、血秘，此潤燥活血疏風劑也。

麻子仁　桃仁去皮、尖，各二兩　歸梢　大黃煨　羌活　秦芄各一兩　皂角

仁存性，一兩半。其性得濕則滑，濕而滑則燥結自通

右除二仁另研，餘爲末，和勻，蜜丸如梧子大。每服五十丸，空心，湯下。

又方名活血潤燥丸，于本方去秦芄，加防風也。

---

1 導：原誤作“道”。據《丹溪心法》卷二“導滯通幽湯”改。下一“導”字仍指方名，同改，

不另注。

卷 之 六

錢塘　陳諫直之　類集

傷　寒　門

傷寒論

《經》云：冬傷于寒，即發者爲傷寒，春發爲溫病。蓋傷寒乃邪氣傳變，有陰陽，有表里，死生系于旬日之內。治自太陽逆傳陽明，至于厥陰而止。發于太陽，即身熱而惡寒；發于太陰，即惡寒而不發熱；傳陽則潮熱狂言，其脉浮長；變陰則舌强不語、手足厥而自利，其脉沉細。傷寒爲治，雖曰有法，又須問証以察其外，切脉以審其內，故在表宜汗，在上宜吐，在里宜下，在半表半里宜和解，此固一定之法。又須考得病之日、傳變之期，方可施治。有傷寒八九日已上病未解者，或初一經受病，即不能相傳，或已傳三陽迄而不能傳于陰，或日傳二經，名爲兩感。如一日太陽受之，即與少陰俱病，則身熱頭疼，口乾而渴。二日陽明即與太陰俱病，則身熱譫語，脹滿不欲飲食。三日少陽即與厥陰俱病，則耳聾囊縮而厥。三日傳遍，至六日不可救矣，此三陰三陽臟腑皆受病者也。又有得病之日即四肢厥冷者，爲陰厥；又有經日微厥而後發熱者，爲熱厥。又有不厥而即變陽証，或胸腹痞悶引痛，坐臥不安，胃氣喘息，又不可拘日數，即宜下之。又有六七日火腑結燥不食，其脉細緊，皆曰當下，卻有頭痛惡寒，項上有汗，或小便清利，乃表証未除，仍宜汗之。或里寒表熱、里熱表寒，皆當先救其里，後治其表。應汗而反下之，則熱蓄于里，或爲瘀血發狂者，結而爲痞、爲結胸者。結胸者，心下緊滿，如按石而痛，手不可近。痞者，但緊滿而不痛。用藥不同。若應下而反汗之，則津液枯竭，亡陽譫語者。譫語爲實，鄭聲爲虛。若應咀[1]而反溫之，則毒氣鬱于胃，發而爲班。色如錦文者生，黑者死。

大抵傷寒証治，最當辨陰陽、觀傳變，及推古人立法深意。如冬時即發之傷寒，初感一二日，在太陽經，頭疼身熱，脊强，惡寒自汗，此風傷衛，不可汗，以桂枝湯主之；太陽一二日，頭疼身熱，脊强，惡寒不惡風，無汗，此寒傷榮，可汗，以麻黃湯主之。此千古不易之大法也。若夫過時之溫暑，則又不可以此例治耳。蓋溫暑雖亦因冬時冒寒，然伏藏于肌膚而未即發，至此隨春夏溫暖之氣變而爲溫、爲熱，不得復言其爲寒也。所以仲景言溫病不惡寒者，其理

---

1 咀：疑爲“寒”或“涼”之誤。

可見矣。故春分以後、秋分節前，天有暴寒，爲時行寒疫也。三月、四月，其時陽氣尚弱，爲寒所折，病熱則輕；五月、六月，陽氣已盛，爲寒所折，病熱則重；七月、八月，陽氣已衰，爲寒所折，病熱亦微。是知時行寒疫與溫熱二病所論，陽氣盛衰，時月則同，至于論暴傷之寒，與伏寒已變之寒，自是相違也。能知溫暑本無寒証，其爲寒証者，皆内傷雜病與暴寒所中也。至于劉守真出，亦以溫暑作傷寒立論，而遺卽病之傷寒，蓋亦不無桂枝、麻黃之惑也。殊不知仲景立二湯之有所主，用二湯之有其時，而本不欲用之于夏日也，何則？寒之初客于表也，開腠理鬱陽氣而爲熱，故非辛溫之藥不能開腠理以瀉其熱。至于風邪傷表，雖反疏腠理而不閉，然邪既客表，則表之正氣受傷而不能流通，故亦發熱也，必以辛甘溫之藥以發其邪，則邪去而腠理自密矣。其所以不加寒藥者，蓋由風寒在表，又當天令寒冷之時而無所避故也。後人不知立法之意，遂以爲二湯辛溫有熱，有犯于春夏之司氣而不敢用，于是有須加寒藥之論，而不知其法專爲卽病傷寒者立也。故除傳經熱病之外，其直傷陰經，與太陽不鬱熱卽傳陰經，諸寒証皆有所歸着，而不復疑爲藥寒誤下而生矣。若春夏有惡寒惡風、有汗無汗之証，蓋春夏暴中風寒之新病，非冬時受傷過時而發者，不然則或是溫暑將發而復感于風寒，或因感風寒而動乎久鬱之熱，遂發溫暑也。仲景曰：太陽証，發熱而渴，不惡寒者，爲溫病。觀此則知溫病不當惡寒而當渴，其惡寒而不渴者，非溫病矣。仲景雖不言暑病，然暑病與溫病同，但復過一時而重加于溫病矣，其不惡寒而渴則同也。春夏雖有惡寒惡風表証，其桂枝、麻黃二湯終難輕用，勿泥于"發表不遠熱"之語也，于是而用辛涼解散，庶爲得宜。苟不慎而概用之，誠不免夫狂躁、班黃、衄血之變，而亦無功也。若夫仲景于三陰經每用溫藥，亦由病之必須用與用之有其時耳。若謂仲景不獨爲卽病者設，則凡時行及寒疫、溫瘧、風溫等証，亦通以傷[1]寒六經病諸方治之乎。故曰：冬溫之毒與傷寒大異。又曰：寒疫與溫病及暑熱相似，但治有殊耳。而《内經》有曰：熱淫于内，以苦發之，柴胡、黃芩是也；里不足者，以甘緩之，人參、甘草是也；邪在半里則里氣逆，以辛散之，半夏是也；邪在半表則榮衛爭，以寒辛解之，生薑、大棗是也。此皆爲和解之劑，可通治四時溫暑、寒疫，隨証加減，方是中和之道。切莫妄施吐、汗、下三法，以致壞証百出

1　亦通似傷……陽証如陰：底本原脱此葉。承肖永芝據日本存毛利高標本補拍此葉，據補。

而不可救也。若夫辨陰陽，觀傳變，因病用藥而深得古人遺意者，則大略已備于吳蒙齋傷寒一賦矣。更類集于後，俾便觀覽云。

陰証如陽

夫陰証如陽，必病人頭面青黑，手足厥冷，不燥渴，六脉沉細，陰証了然。卻有身熱而渴，譫語鼻衄，發黃發班，大小利，六脉浮大，若陽証具備。而不然者，身雖煩熱而手足指尖微有厥冷，諸陽會于四肢，此辨陽氣有無之要法；雖有煩渴引飲，亦自喜熱而惡冷；雖譫語而鄭重之聲散而不知高下，或臥而譫語，醒而又定。若誤發其汗，下厥上竭，皆能鼻衄。縱有發黃發班，大小便不利，陽証具備，略不燥渴，脉雖浮大或散而數，按之全無，此陰盛隔陽，里寒外熱，陰証如陽諦矣。《經》云：脉從而病反何如？曰：脉至而從，按之不鼓，此陽中伏陰之脉，正合此也。

陽証如陰

夫陽証如陰，必病人面紅舌白，狂言，渴欲飲冷，内煩燥擾，六脉浮數，陽証了然，卻有面不紅而不甚語言，微有燥渴而嗜臥不煩，身體微厥，六脉微細，若陰証俱備。而不然者，面雖不紅，不甚言語，問答之間，精神、面色蘊而不散，雖不甚渴，卻自喜冷，雖嗜臥昏醉，力喚之精神自定，身雖微厥，手足指尖反常溫暖，脉微，雖按之不實數，初無間斷。若小腹堅硬，大便數日不通，胸中痞悶，以手按之則疼，此因失下，陽証如陰諦矣。《經》云：三陰其反何如？曰：脉至而從，按之鼓甚而盛也。此陰中伏陽之脉，正合此也。

傷寒傳變論

足太陽爲巨陽，爲老陽，又爲諸陽之首，故多傳變爾。太陽傳陽明，謂之微邪，是水傳土也，又謂之循經得度傳。太陽傳少陽，謂之越經傳。太陽傳太陰，謂之誤下傳。太陽傳少陰，謂之表里傳。傳變之邪，太陽爲甚，復傳少陰，水勝火，火勝水，此南北二方之變，頃刻之間，其害人也，甚于太陽多矣。若辨之不早，必成不救之疾。太陽傳厥陰，謂之首尾傳。厥陰與督脉上行，與太陽相接，又名巡經得度傳。災變至重，不爲不多矣。然傷寒六經傳變，或虛或實，或冷或熱，無非邪氣之所爲也。有次第傳經之陽邪，有直入本經之陰邪，有下後内陷之邪，皆不可不辨也。而華佗[1]亦云：傷寒一日在皮，二日在膚，三日在肌，四日在胸，五日在腹，六日入胃，即傳里也。大抵邪在陽經則易治，傳入陰分則危殆。蓋陽微陰盛，正虛邪實故也。然究其所傳，止在足經而不傳手經者何也？蓋傷寒爲病，得之冬月，足太陽膀胱經爲首，次至足厥陰肝經爲尾，此病惟傷北方與東方，及戌土。土有足陽明胃濕之專位，兼丑上有足太陰脾土之專位，蓋足之六經，皆在東北之方。又仲景云：無奇經則無傷寒，緣奇經皆附足六經，不附手經，寒邪只傷足經者，爲有奇經故也。若或傳至五六日間，漸變神昏不語，目赤唇焦，與食則嘬，不與不思，六脉沉細而不洪大，或至十日以來，形貌如醉，神昏不已，此乃熱已傳手少陰心經也。蓋本太陽經傷風，風爲陽邪，陽邪傷衛，陰血自燥，熱畜膀胱。壬病逆傳于丙，丙丁兄妹，由是傳心，心火自上迫而薰肺，所以神昏也。此膀胱傳丙，足傳手也，下傳上，表傳里，又謂腑傳臟也。亦由邪蘊日久，因足經實、手經虛故窟[2]熱耳。有因汗下差誤而傳，有因七情或勞倦等而致者有之。大抵傳手經必有所因也，所以古人有救逆、復脉等法，豈但切中病情，實啟後人之意例也。

傷寒証治賦　浙省吳蒙齋撰

傷寒爲病，反復變遷。賴先師究詳之遺旨，成後學診治之良詮。太陽則頭疼身熱脊强，陽明則目痛鼻乾不眠。少陽耳聾脅痛，寒熱嘔而口爲之苦；太陰腹滿自利，尺寸沉而津不到咽。少陰舌乾口燥，厥陰煩滿囊拳。一二日可發表而散，三四日宜和解而痊。五六日便實方可議下，七八日不解又復再傳。日傳二經，病名兩感；經傳六日，應無一全。太陽無汗，麻黃爲最；太陽有汗，桂枝可先。小柴胡爲少陽之要領，大柴胡行陽明之秘堅。至三陰則難拘定法，或可溫而或可下；宜數變以曲全生意，或可方而或可圓。且如陽証下之早者，乃爲結胸；陰証下之早者，因成痞氣。發狂爲血畜于内，又大便之極實；發黃乃熱積于中，兼小便之不利。微喘緣表之未解，喘滿而不惡寒者，當下而痊；微煩爲陽之相勝，煩極而反發厥者，乃陰所致。狐惑蓋緣失汗，蟲食藏及食肛；蛔厥卻緣多饑，蟲攻咽及攻胃。渴乃煩多，斑爲熱熾。陽明内實，則

1　佗：原誤作“陀”。據《後漢書·華佗傳》改。
2　窟：原作“窀”。同“窟”，據改。

爲寒熱往來；太陽中風，因作剛柔二痙。衄血雖爲欲解，動陰血者，爲厥竭之憂；厥利雖若尋常，反能食者，有除中之忌。厥有二端，治非一類。陰厥脉沉而細，初緣利過；陽厥脉滑而沉，始因便秘。治陽則芒硝大黃，治陰則附子姜桂。死生系反掌之間，脉藥可折肱而治。因知風溫汗不休，當用漢防己；胸痞利不止，宜服禹餘糧。併病歸于一經，邪不傳兮表解疾愈；戰汗分爲四証，陽勝陰兮熱退身涼。咳逆者羌活附子，腹痛者桂枝大黃。微虛相搏則爲短氣，勞食再復乃成内傷。陽明背惡寒而唇口燥，懸知白虎爲最；少陰身體痛而筋肉惕，乃聞真武至強。將欲發黃，先出頭汗；始因火迫，終至亡陽。渴欲飲水，水入卽吐者五苓散；燥欲漱水，水入不下者犀角湯。況乃大青龍兼理風寒，小承氣正蠲潮熱。不得眠而煩躁甚，雞子入于黃連；但有熱而嘔噦頻，姜汁加于竹葉。一匕瓜蒂散，吐傷寒中脘痰涎；三物桃花湯，理少陰下利膿血。厚朴半夏，治腹脹爲偏宜；葱白麻黃，理頭疼爲至截[1]。調溫毒可用黑膏，散赤斑當行紫雪。吐血者，須煎黃連檗皮；咽痛者，通用猪膚甘桔。三物白雖云頗峻，散結胸寒實中焦；十棗湯固非泛常，治痞滿痛連兩脅。加以大熱錯語，呻吟乾嘔者，黃連解毒；脉遲熱多，寒少血弱者，黃耆建中。汗之過多，動悸而惕；下之先時，懊憹在胸。旋覆代赭，理心痞而噫不息；桂麻各半，療身癢而汗不通。勞復身熱，湯名猳鼠糞；腸垢臍熱，藥用白頭翁。疫癘者，春夏秋冬各有法，用須十全九証；百合者，行住坐臥皆不定，號爲百脉一宗。常謂多眠身猶灼熱，風溫可用萎蕤；不眠心蘊虛煩，斂汗必須酸棗。手足攣搐，當末牛蒡根；咳嗽生痰，宜行金沸草。不可汗本有數種，動氣與風濕脉虛；不可下自非一端，動氣與陽浮在表。濕証不可汗傷，霍亂多緣熱惱。溫病發于春夏，要須柴葛以解肌；奔豚協逐寒邪，多用桂苓爲可保。蓋聞乍寒微熱名似瘧，不嘔清便必自愈；臍痛引陰名臟結，下利白胎不可醫。口燥咽乾，雖少陰下莫可緩；肉瞤筋惕，發動氣汗以致羸。陽明與少陽合病，脉弦者名曰負；傷寒與熱病將痓，食多者號曰遺。自汗有風溫濕溫，若亡陽則术附可用；身痛有表証里証，若陰毒則四逆尤遲。脾約者，大便難而小便數，治用大黃枳殼；協熱者，小便澀而大便利，用須黃連當歸。嘔吐有寒有熱，寒則當溫，熱當以解；譫語有虛有實，實則可下，虛不可爲。陽毒則狂斑煩亂，以大青升麻可回困篤；陰毒則

1　截：疑爲“捷”之誤。

唇青厥逆，以正陽甘草或拯顛危。發厥時胸煩尤甚，此藏氣厥而精神散；大汗後身熱愈盛，此陰陽交而魂魄離。嗟夫！生死之關，陰陽是主。陽脉見于陰經，其生也可知；陰脉見于陽經，其死也可許。土衰木王則爲賊，能無剋制之災？水升火降則爲和，會見歡欣之舉。緣傷寒傳變之不常，非雜病徑直而可取。是用潛篤心神，洞窺臟腑。推惻隱之端以濟乎今，拯疲癃之疾以遵乎古。庶幾可登仲景之堂，不負乎諄諄之語。

桂枝湯　歌云：太陽証用桂枝湯，芍藥同加甘草薑，更入桂枝并大棗，頭疼身熱卽安康。

治太陽頭疼身熱，有汗，惡風，脊強，骨節痛。

桂枝　芍藥　生薑各二錢五分　甘草一錢　大棗五枚

右水二鍾，煎取八分，去滓，溫服三次。取微汗，不可淋漓。

麻黃湯　歌云：太陽發熱証無疑，甘草麻黃與桂枝，更入杏仁同劑服，微微取汗卽無危。

治太陽發熱，頭疼，脊強身痛，無汗，惡寒，不惡風。

麻黃一兩　桂枝五錢　甘草一錢五分　杏仁七枚

右水二鍾，先煮麻黃一鍾，去上沫，内諸藥，煎取一鍾半。分二服，取汗。

大承氣湯　歌云：承氣湯中用大黃，芒硝厚朴更非常，復加枳實同爲劑，熱在陽明卽見康。

治陽明熱盛，汗出譫語，目不了了，睛不和，便實，急下之。

大黃　枳實　厚朴各一錢五分　芒硝一錢

右水三鍾，煎三味作一鍾半，去滓入硝，再煎數沸。分二服，得利勿進。次服減芒硝，卽名**小承氣湯**。

黃芪建中湯　歌云：建中湯内用黃芪，芍藥生甘與桂枝，更入棗薑煎取服，陽明証治最爲宜。

治陽明汗出，小便利。此津液内竭，大便雖硬，不可攻。

黃芪二錢五分　芍藥二錢　甘草一錢　桂五分

右水二鍾、薑三片、棗二枚，煎取八分，去滓，入餳少許，再煎數沸，分作二服。如原大便溏或嘔，勿加餳。

四逆湯　歌云：傷寒厥冷在陰經，藥在乾薑甘草行，附子中分生熟用，湯名四逆至爲精。

治太陰無熱，口不渴，及少陰食入卽吐，膈上有寒，手足厥冷者。

附子五錢，去皮、尖，鹽水浸，茅紙裹，炮半熟　乾薑　甘草各二錢

右水二鍾，煎至八分，去滓，分作二服。若婦人因合陰陽，臍腹絞痛，手足厥冷，加桂心、熟地黃。

藿香正氣散　歌云：藿香正氣散爲珍，大腹蘇苓朴梗陳，芷术棗姜甘草夏，傷寒取服效如神。

治傷寒頭痛，憎[1]寒壯熱，喘咳，及五勞七傷，傷寒痰膈氣，心腹冷，反胃嘔逆，霍亂吐瀉。

大腹皮六分　藿香一錢八分　厚朴一錢二分　白术　陳皮　苦梗　半夏麴各一錢二分　白芷　茯苓　紫蘇各二分　甘草一錢五分

右用水二鍾、薑五片、棗一枚，煎取七分，去滓熱服。

升麻葛根湯　歌云：升麻與葛根，芍藥甘草匀，兒科均爲劑，輕重各相因。

治大人、小兒時氣溫疫，頭痛發熱，肢體煩疼，及瘡疹已發未發，皆治。

升麻　白芍藥　甘草各一錢　葛根一錢五分

右㕮咀。水一鍾半，煎至七分，不拘時，去滓熱服。

和解散　歌云：散名和解加蒼术，藁本同甘桔梗陳，咳嗽頭疼重感冒，棗薑煎服效如神。

治男子、女人四時傷寒頭痛，憎[2]寒壯熱，煩燥自汗，咳嗽吐痢。

厚朴薑制，炒　陳皮　藁本　桔梗　甘草各一錢半　蒼术二錢

右水二鍾、薑三片、棗二枚，煎至八分，不拘時熱服。

人參養胃湯　歌云：養胃湯名藿香苓，陳皮厚朴夏人參，烏梅草果并蒼术，加附名爲不換金。

治外感風寒，內傷生冷，憎[3]寒壯熱，頭目昏疼，肢體拘急。不問風寒二証及內外之殊，均可治療。

半夏湯泡七次　厚朴去皮，薑制　蒼术各一錢四分　藿香葉洗去土　草果　茯苓　人參各一錢二分　甘草炙六分　橘紅一錢八分

1　憎：原誤作“增”。據《太平惠民和劑局方》卷二“藿香正氣散”改。

2　憎：原作“增”。據《太平惠民和劑局方》卷二“和解散”改。

3　憎：原作“增”。據《太平惠民和劑局方》卷二“人參養胃湯”改。此書凡“憎寒”每誤作“增寒”，後同此誤者，徑改。

右用水二鍾、薑七片、烏梅一個，煎至一鍾，食後熱服。先用被蓋，汗出自然解散。

參蘇飲　歌云：和劑名方參與蘇，陳皮枳殼桔前胡，茯苓夏葛并甘草，感冒諸傷卽可無。

治感冒發熱頭痛，或因痰飲爲熱。雖有前胡、乾葛，但能解肌，既有枳殼、橘紅，自能快膈不傷脾胃，大治中脘痞滿嘔逆，開胃進食。

木香一錢　紫蘇葉　乾葛　半夏湯泡[1]七次　前胡　人參　茯苓去皮，各一錢半　枳殼去穰　桔梗　甘草　陳皮去白，各一錢

右㕮咀。水二鍾、薑七片、棗一枚，煎八分，不拘時熱服。

小柴胡湯　歌云：清肌追熱小柴胡，甘草人參更去蘆，半夏黃芩同劑服，昏煩譫語卽時蘇。

治傷寒瘟病，身熱惡風，頸項強急，胸脅滿痛，嘔噦煩渴，寒熱往來，身面皆黃。或過經未解，或勞復發熱，并宜服之。

半夏　柴胡　人參　甘草　黃芩各一錢

右水二鍾、薑五片、棗一枚，煎取八分，不拘時服。若太陽發熱無汗、口渴，本方加葛根、麻黃；發熱無汗惡寒、項反張、斜視，剛痙，加麻黃、桂枝；發熱有汗、直視，柔痙，加桂枝、葛根；太陽似瘧，此陰陽俱虛，加芍藥、桂枝；太陽已解，但胸膈脹、脅痛，加溫膽湯；若陽明目痛、鼻乾、不得眠，加葛根、知母、黃連；陽明身熱、發班，本方去半夏，加玄參、葛根；陽明少陽合病，加橘皮湯；少陽脅下滿硬、寒熱往來，未經汗下，加葱白、香豉；少陽發熱而渴，本方去半夏，加人參、栝蔞根。最當因病加減可也。

大柴胡湯　歌云：將軍枳實大柴胡，赤芍黃芩半夏扶，旬日感傷譫語甚，能投此藥卽時無。

治傷寒十餘日，邪結在里，寒熱往來，大便秘澀，腹滿脹痛，語言譫妄，心中痞硬；或不大便五六日，繞臍刺痛，時發煩燥；及汗後如瘧，日晚發熱。臟腑實，脉有力者，可服之。

枳實　柴胡　大黃各一錢半　半夏湯泡七次，一錢　赤芍藥　黃芩各一錢半

右用水二鍾、薑五片、棗一枚，煎取八分，食後溫服。

---

1 泡：原作"炮"。據本書本章下一方"竹葉石膏湯"半夏制法改。後同此誤者，徑改。

竹葉石膏湯　歌云：竹葉石膏加半夏，人參甘草麥門冬，後加糯米同煎服，感後虛煩漸有功。

治傷寒時氣，表里俱虛，遍身發熱，心胸煩悶；或汗已解，内無津液，虛羸少氣，胸中煩滿，氣逆欲吐；及諸虛煩熱，與傷寒相似，不惡寒，頭與身俱不痛，脉不緊數。不可汗，宜服此藥。

人參　麥門冬去心　甘草炙，各一錢　石膏一錢　半夏湯泡七次，七分

右水二鍾、薑五片，入青竹葉七片、糯米一撮，煎八分，不拘時服。

温膽湯　歌云：湯名温膽加甘草，半夏陳皮竹茹苓，病餘枳實同煎服，清熱消痰效最靈。

治傷寒病後體虛，心煩有痰，胸不寬，大便硬，口乾，及心膽虛怯。

半夏　枳實各一錢　橘紅　茯苓各一錢　甘草五分　竹茹一塊[1]

右水二盞、薑七片、棗一枚，煎至八分，食前，稍熱服之。

白虎湯　歌云：白虎名湯效莫窮，石膏知母莫相同，三陽合病身沉重，不解加苓冀後功。

治傷寒大汗後，表証已解，或吐下後邪毒未除，熱結在里，心胸煩渴甚，欲飲水，虛煩中喝。

知母二錢　甘草一錢　石膏二錢半

右水二鍾、粳米五十粒、煎八分，不拘時服。立秋後并亡血家，并不可服。

九味羌活湯　歌云：九味羌湯白芷風，黃芩生地草川芎，細辛蒼术并羌活，表里陰陽最有功。

治發熱惡寒無汗，或自汗頭疼項強，或傷風見寒脉，傷寒見風脉，并宜服之。

羌活　防風　蒼术各一錢半　川芎　白芷　生地黃　黃芩　甘草　細辛各一錢

右㕮咀，水二鍾，煎取八分，温服。

十神湯　歌云：和劑方中號十神，紫蘇甘草芍升陳，麻黃芷葛芎香附，試服傷寒效至珍。

治時令不正，瘟疫妄行，人多疾病。此藥不問陰陽兩感，或風寒濕痹，皆可服之。

川芎　甘草炙　麻黃各一錢一分，去節　乾葛三錢八分　赤芍藥　白芷　升

1　一塊：《普濟方》卷一百四十引“温膽湯”方後加減，此後有“如錢大”，供參考。

麻　陳皮　紫蘇　香附子各二錢一分

右水二鍾、薑五片，煎至八分，不拘時熱服。頭疼，加連須葱白三莖。

人參敗毒散　歌云：人參敗毒草川芎，桔梗柴芩枳殼從，更入前胡羌獨活，棗薑煎服有神功。

治風濕身腫，體痛惡風，疫癘，四時通用。

人參　甘草　川芎　桔梗　柴胡　茯苓　枳殼　前胡　羌活　獨活

右等分。水二鍾、薑三片、棗一枚，煎取八分，食遠服。

五積散　歌云：五積芎麻夏芍歸，芷苓蒼桂殼陳皮，乾薑朴梗同甘草，散逐寒邪效取奇。

治外感風寒，胃寒濕，身體重痛。

川芎　麻黃　半夏　芍藥　當歸　白芷　茯苓　蒼术　官桂　枳殼　陳皮　乾薑　厚朴　桔梗　甘草

右等分。水二鍾，薑三片，煎取八分，溫服。

理中湯　歌云：理中湯用草乾薑，白术人參等分良，四體厥寒加附子，腹疼嘔亂卽無傷。

治太陰自利不渴，寒多而嘔，腹痛，霍亂，鴨溏，蛔厥，四體寒冷。

白术　人參　乾薑　甘草　附子

右等分。水二鍾，煎取八分，溫服。

氣[1]門

氣証論

天[2]地之氣，常則安，變則病。而人稟天地之氣，五運迭侵于外，七情[3]交戰于中，遂有九氣之分，而百病皆由之而生。如怒則氣上，喜[4]則氣緩，悲則氣消，恐則氣下，寒則氣收，炅則氣泄，驚則氣亂，勞則氣耗，思則氣結，此九氣者，皆能致其疾。怒氣所至，爲嘔血，爲飧泄，爲諸厥，爲筋縱，爲胸滿脅痛，

1　氣：原字殘缺。據原目錄補。

2　天：原闕。據文義補。

3　情：原闕。據文義補。

4　喜：原闕。據文義補。

爲喘渴煩心，爲目暴盲、耳暴閉。食則氣逆不下，發于外，爲疽癰。喜氣所致，爲多笑，爲毛焦，爲肉病，爲陽氣不收，甚則爲狂。悲氣所致，爲陰縮，爲筋攣，爲肌痹，爲脉痿，男爲溲血，女爲血崩，爲酸鼻辛頞，爲目昏，爲少氣，爲泣。恐氣所致，爲破胭脱肉，爲骨酸痿厥，爲面熱膚急，爲陰痿，爲懼而脱頤；驚氣所致，爲潮涎，爲目睘[1]，爲口呿[2]，爲癲癇，爲僵僕，久則爲瘖[3]痹。勞氣所致，爲咽噎，爲喘促，爲嗽血，爲腰痛骨痿，爲高骨壞，爲陰痿，男爲少精，女爲不月。思氣所致，爲昏瞀，爲中痞，爲咽嗌不利，爲膽痹嘔苦，爲筋痿，爲白淫，爲不嗜食。寒氣所致，爲上下所出水液澄澈清冷，下痢清白，腹滿急痛，癥瘕癲疝，屈伸不便，厥逆禁固。炅氣所致，爲喘嘔吐酸，暴注轉筋，小便渾濁，腹脹如鼓，癰疽瘍疹，瘤氣結核，吐下霍亂，衄蔑血污，身熱惡寒，戰慄譫妄。此九者，《内經》皆以五行相勝之理治。夫怒傷肝，肝屬木，怒則氣并于肝而脾土受邪，木太過則肝亦自病。喜傷心，心屬火，喜則氣并于心而肺金受邪，火太過則心亦自病。悲傷肺，恐傷腎，思傷脾，而肺腎肝[4]之自病亦同。以至寒傷形，形屬陰，寒勝熱則陽受病，寒太過則陰亦自病；炅傷氣，氣屬陽，熱勝寒則陰受病，熱太過則陽亦自病。凡此又更相爲治。故悲可以治怒，喜可以治悲，恐可以治喜，怒可以治思，思可以治恐，炅可以治寒，寒可以治炅，逸可以治勞，習可以治驚。九氣之治，各有分別如此，然《局方》多用氣藥。固然，但不分其夾熱、兼痰、虛實之例，而于寒熱二証，亦似謂備，于九氣兼用氣藥，其弊甚矣。且七情諸証有承逆厥中之例，人有苦樂安擾之異，是以先哲就用五志相勝之理治之藥之，于傷寒、溫暑自有其例也。後世不能本此，恃之于藥，而相勝之理不行。況其藥不熱卽峻，虛虛實實，不無差誤。故河間等出，究病機所至之因，以平火爲主，兼五志相勝之理爲治，應變亦已至矣。而東垣、丹溪更論諸氣爲病，有鬱、痞、逆、滯不同，隨証用藥，有寒、熱、溫、涼之異。如勞氣者宜補中益氣、滋陰助陽，或兼□[5]挾之邪，論治深備先哲之旨趣

1　睘：原作「睘」。同「睘」，據改。睘，音 qióng（窮），直視、驚視。《素問·診要經終論篇》：「目睘絶系。」

2　呿：qū（區），張開。《莊子·秋水》：「公孫龍口呿而不合。」

3　瘖：qún（群），麻木。《素問·五常政大論篇》：「皮瘖肉苛，筋脉不利。」

4　肝：疑爲「脾」之誤。

5　□：此字原缺損難辨。

也。又有因憂恚寒熱，動氣傷神，致陰陽不和，臟腑生病，結于胸中，遂成五膈之病。一曰憂膈，胃中氣結，津液不通，飲食不下，羸弱短氣；二曰恚膈，心下實滿，噫輒醋心，飲食不消，大小便不利；三曰氣膈，胸脅逆滿，噎塞不通，噫聞食臭；四曰寒膈，心腹脹滿，咳嗽氣逆，腹上苦冷，雷鳴臍痛，不能食肥；五曰熱膈，五心中熱，口爛生瘡，四肢煩重，唇口乾燥，身體或熱，腰背疼痛，胸痹引背，不能多食。又有破滯氣之論，曰：氣結則生痰，痰盛則氣愈結，故調氣必先豁痰。如此氣湯以二陳爲主，而佐之以辛，蓋良法也。況夫冷則生氣，調氣須用豁痰，亦不可無溫中之劑。不然，七情相干，痰涎凝結，如絮如膜，如梅核窒礙于喉咽之間，咯不去，嚥不下。或中滿難食，或上氣喘急，曰氣滯，曰氣秘，曰氣中，以至五六聚疝癖癥瘕，心腹塊痛，發則欲絕，殆無往而不至矣。

順氣木香散　歌云：木香順氣草茴香，桂朴丁陳桔梗蒼，更入縮砂薑二味，和里快膈最爲良。

治氣不升降，嘔逆惡心，胸膈痞悶，脅肋脹滿，噫氣吞酸，心脾刺痛，大便不調，面黃肌瘦。婦人血氣冷，一切刺痛，并皆治之。

丁皮不見火　砂仁　良薑炒　肉桂去皮　乾薑炮[1]　甘草炒　陳皮　厚朴去皮，薑制　蒼术米泔浸　桔梗　茴香各五分

右水二盞、薑三片、棗二枚，煎取八分，不拘時溫服。

蟠葱[2]散[3]　歌云：蟠葱散用草蓬棱，胡索丁皮共茯苓，蒼术檳榔青與桂，砂仁薑劑效如靈。

治男子、婦人脾胃虛冷，攻築心腹，脅肋刺痛，背項拘急疼痛，時或嘔逆，霍亂轉筋，泄瀉，膀胱氣刺，小腸及外腎[4]腫痛。婦人血氣滯氣攻刺，癥瘕塊硬，臍腹疼痛，并皆治之。

玄胡索　蒼术米泔浸　甘草　茯苓去皮　蓬术　三棱煨　檳榔各七分　肉桂去皮　乾薑炮，各五分

1　炮：原誤作“泡”。據《太平惠民和劑局方》卷三“順氣木香散”改。
2　葱：原作“璁”。據下文歌訣中作“葱”改，與《普濟方》卷二十五引“蟠葱散”合。
3　蟠葱散：據本方歌訣及《普濟方》卷二十五引“蟠葱散”當尚有“青皮、丁皮、縮砂仁”三味。供參考。
4　腎：原誤作“虛”。據《普濟方》卷二十五引“蟠葱散”改。

右水二鍾、連須葱白一莖,煎取八分,食前熱服。

七氣湯　歌云:和劑方中七氣湯,桂參半夏用非常,更加甘草同薑棗,服治虛痰内氣傷。

治虛冷上氣及寒、熱、恚、怒、憂、喜、愁諸氣所傷,痰結聚積,心腹絞痛,不能飲食,時發時止,發卽欲死,此藥治之。

人參　甘草炙　肉桂各一錢　半夏湯泡七次,五錢

右㕮咀,水二鍾、薑五片、棗一枚,煎至八分,食前稍熱服。

五膈寬中湯　歌云:寬中快膈出名方,丁朴青皮草木香,香附砂仁并豆蔻,鹽[1]薑煎服效非常。

治因憂恚寒熱,動氣傷神,致陰陽不和,臟腑生病,結于胸膈,遂成五膈之病,及一切諸氣,并皆治之。

白豆蔻去皮　甘草炙　木香　厚朴去皮,薑汁炙　砂仁　丁香　青皮去皮　陳皮　香附子炒

右等分。水二鍾、薑三片、鹽少許,煎取八分,不拘時服。

復元通氣散　歌云:復元通氣成名散,山甲玄胡草木香,白丑陳皮茴共劑,腰疼酒服卽時康。

治氣不宣流,或成瘡癤,并閃挫腰脅,氣滯不散。

茴香　穿山甲蛤粉炒[2],各二兩　白牽牛炒　玄胡索　甘草炙　陳皮　木香各一兩[3]

右爲極細末。每服一錢,熱酒調服。

分心氣飲　歌云:分心白朮果蘇桑,丁皮陳朴草藿香,木香香附參冬桔,大腹檳榔服最良。

治男子、婦人一切氣不和,心胸痞悶,脅肋虛脹,噎塞不通,嘔噦惡心,頭目昏眩,四肢倦怠,口苦舌乾,飲食減少。

木香不見火　桑白皮　丁皮　檳榔　桔梗　麥門冬去心　草果仁　大腹皮　厚朴薑制　白朮　人參　香附　紫蘇　陳皮　藿香　甘草炒各六分

---

1 鹽:原字漫漶似“芷”。然方中無此藥,據煎服法中提到用水、薑、鹽煎改。
2 炒:原誤作“泡”。據《普濟方》卷二百七十二引“復元通氣散”改。
3 各一兩:原脱。據《普濟方》卷二百七十二引“復元通氣散”補。

右等分，水二鍾，煎至八分，食遠溫服。

蘇子降氣湯　歌云：降氣湯中蘇子歸，前胡厚朴桂陳皮，更加半夏半甘草，薑棗同煎效可推。

治虛陽上攻，氣不升降，上盛下虛，痰涎壅盛，咽喉不利，頭目昏眩，肢體浮腫。

前胡　紫蘇子　半夏湯泡七次　川當歸　甘草　陳皮　厚朴各一錢　肉桂七分

右水二鍾、薑三片、棗一枚，煎取八分，不拘時熱服。

沉香降氣湯　歌云：沉香降氣用沉香，附子砂仁甘草良，更入少鹽湯調服，陰陽氣滯即時康。

治陰陽壅滯，氣不升降，胸膈痞塞，咳嗽痰涎，脾胃渴飲，脅下支結，及中寒咳逆，脾濕泄瀉，臍下撮痛，毒氣上衝，心腹堅滿，肢體浮腫，并皆治之。

香附子炒一兩　沉香一錢八分　砂仁一錢　甘草二錢

右爲極細末。每服三錢，入鹽少許，熱湯食前調服。

疝　門

諸疝論

《難經》曰：任之爲病，其內苦結，男子爲七疝，女子爲瘕聚。蓋疝專主肝經，宜通勿塞。彼人之睾丸，主少陰腎囊，卵主太陽膀胱，其所患處，係厥陰肝木之地，《經》曰：肝者，筋之合也。與其所會于睾囊則曰疝，主肝經。然肝爲相火，有瀉無補，故言宜通勿塞也。論者有言疝屬寒者，有言屬濕熱、痰積，因寒鬱而作者，有言兼寒熱者，有言分三因者，而總不外于七疝名証。若其狀囊冷結硬如石，陰莖不舉，或控睾丸而痛，是爲寒疝，此乃因于坐臥濕地，或涉寒水，或冒雨雪，或臥磚石或風冷處，使內過勞所致也。若腎囊腫痛，陰汗時出，或囊腫而如水晶，或囊癢而出黃水，或少腹按之作水聲，是爲水疝，此乃因于飲水醉酒，使內過勞，汗出而遇風冷濕之氣，聚于囊中，故水多而卒成疝也。若陰莖腫脹，或潰或膿，或痛而里急筋縮，或莖中痛極則癢，或挺縱不收，或白物如精，隨溲而下，是爲筋疝，此乃因于房室勞傷及邪術所致也。若狀如黃瓜，在少腹兩傍橫骨兩端約中，俗云便癰，是爲血疝，此乃得于重感春夏大燠，勞于內，氣血流溢，滲入胕囊，留而不去，結成癩腫，必膿少而血多也。若其上連腎區，下及陰囊，或因號哭分心，怒則氣鬱而脹，罷則氣散者是也。或小兒多有此疾，俗曰偏墜，得于父已年老，或年少多病，陰痿精怯，強力入房，因而有子，胎中病也，此爲宿疾，難治。若其狀如瓦，臥則入腹，行立則小腹入囊中，是爲狐疝。蓋狐則晝出穴而溺，夜則入穴而不溺，此疝出入上下，正與相類也，亦與氣疝大同小異。若其陰囊腫縋，如升如斗，不癢不痛，是爲癩疝，此乃得之地氣卑濕所感也。然陰癩有四種：小腹引痛，吊急偏墜，腫癢結硬，水出，此腸癩也；硬腫，引腹臍絞痛，囊腫成瘡癩，出黃水，此卵脹也。四者治有難易。又有名爲木腎者。人惟嗜欲內戕，腎家虛憊，故陰陽不相交，水火不相濟，而沉寒涸冷凝滯其間，脹大作痛，頑痹結硬，勢所必至矣。或因房勞，外襲風冷，腎氣不能宣，此氣癩也；或腎外腹及莖腫，此水癩也。

凡此形証，雖兼臟氣，多屬外因，亦在隨因致治。若風則散之，寒則溫之，濕則燥之，暑則利之。若血疝則和其血，氣疝則散其氣，而筋疝則以降火之劑和之。因病用藥，漸以求愈可也。若夫睪丸反縮，臍腹急痛，手足厥冷，脉沉細而汗出者，在所不治也。又女人陰戶突出，雖亦此類，乃熱則不禁固也，不可遂謂虛寒而澀之、燥之、補之，本名曰㿉。宜以苦下之、苦堅之以求效，亦無不可也。

烏苓通氣散　歌云：烏苓通氣草陳皮，香附糖求[1]白术歸，猪澤烏苓檳芍藥，木香胡索脹爲奇。

治一切疝疾，無問遠近、寒熱、風濕、氣滯。

芍藥　當歸　烏藥　香附　糖求　陳皮各一錢　白术　檳榔各七分　玄胡索　茯苓　澤瀉各五分　猪苓　甘草　木香各三分

右水二鍾、薑三片，煎取八分，去滓溫服。如惡寒脉沉細，加吳茱萸。

濟生橘核丸　歌云：橘核爲丸療疝珍，木[2]香海藻練[3]桃仁，桂通海帶并昆布，厚朴玄胡枳實勻。

治四種癩病，卵核腫脹，偏有小大，或堅硬如石，痛引臍腹，甚則膚囊腫脹

1　糖求：卽棠梂之俗寫。棠梂子爲山楂果別名。
2　木：原誤作“术”。本方無白术、蒼术及莪术，方中共十二味藥，故“术”當爲“木”之誤，據改。
3　練：通“楝”。

成瘡,時出黃水,或成癩潰爛。

　　橘核炒　海藻　昆布　海帶各洗　川練子肉,炒　桃仁麩炒,各一兩　厚朴制　木香　枳實麩炒　玄胡索麩炒　桂心　木通各五錢

　　右爲細末,酒糊爲丸,如梧桐子大。每服七十丸,空心,鹽酒、鹽湯下。虛寒甚者,加炮川烏一兩;堅脹久不消者,加硇砂二錢,醋煮旋入。一方用橘核、桃仁、梔子、川烏、茱萸爲散,煎服,名橘核丸。

　　補腎湯　歌云:補腎須用白术芪,參苓附子木瓜隨,芎蘇羌活沉香草,疝氣遊疼治所宜。

　　治寒疝入腹,小腸疼痛,時復泄瀉,胸膈痞塞。

　　人參　茯苓　黃芪　附子炮　白术各五錢　木瓜[1]　羌活各五分　沉香四分　甘草炙　川芎各一分　紫蘇二分

　　右㕮咀。水二鍾、薑三片、棗一枚,煎至八分,空心熱服。嘔吐加半夏。一方以枳實、山梔、山查、吳茱萸各等分,爲丸,治諸疝,定痛,速效。

　　益智湯　歌云:益智仁湯用二薑,烏頭甘草及茴香,青皮少入鹽煎服,積疝連疼漸自強。

　　治疝氣痛連小腹,其脉沉緊,是腎經有積冷所致。

　　益智仁　乾薑炮　甘草炙　茴香炒,各二錢　烏頭炮　生薑各五錢　青皮[2]

　　右㕮咀。水一盞半、鹽少許,煎取七分,空心熱服。

　　茱萸內消丸　歌云:內消丸用泡陳[3]皮,茴練青陳肉桂宜,山藥木香藺共服,補虛消疝效無遺。

　　治腎與膀胱經虛,爲邪氣所搏,結成寒疝,伏留不去,臍腹疼痛,小腸氣痛,陰核偏大,膚囊癩腫,結硬牽急,瘙癢疼痛,時出黃水。此藥服之,補虛消疝,其效如神。

　　吳茱萸湯泡　陳皮　川練蒸,去皮、核　肉桂　馬藺花醋炙　青皮　山藥焙　茴香炒　山茱萸去核,各二兩　木香一兩

1　瓜:原誤作"香"。本方歌訣及《奇效良方》卷四十七《疝門》"補腎湯",均有木瓜而無木香,據改。

2　青皮:原書此方未出劑量。

3　陳:此方歌訣中漏了"吳茱萸、山茱萸"二味,而"陳"字出現兩次。此字似爲"茱"或"萸"之誤。

右爲細末，酒糊丸如梧子大。每服三十至五十丸，空心，溫酒或鹽湯下。

川椒丸　歌云：川椒去目地黃歸，山藥蓯蓉蒼术隨，八角茴香茯苓芍，川芎甘草是良媒。

治諸疝疼痛，腎腫，寒熱下虛。

川芎　白芍藥　熟地黃　當歸　肉蓯蓉　山藥　茯苓　蒼术米泔制　八角茴香　甘草　川椒去目

右各等分爲細末，酒糊爲丸。每服八十丸，鹽酒送下。

消疝蟠蔥散　歌云：諸疝玄胡蒼术薑，三棱蓬术茯苓榔，砂仁肉桂丁皮草，全賴青皮共作方。

治諸寒疝嘔吐，胸滿，肚腹疼痛。

玄胡索　蒼术　甘草　三棱　蓬术　茯苓　青皮　砂仁　乾薑　檳榔　肉桂　丁皮

右等分，爲細末。每服二錢，好酒調下無[1]。

八一湯　歌云：八一湯頭名最奇，山查苦練五靈脂，陳皮歸芍山梔茯，胡索黃連十味齊。

治小腹衝心，而腹爲衝疝，女子爲瘕痣[2]。

當歸　芍藥　陳皮　山梔子炒各一錢　玄胡索　黃連炒　茯苓　山查各七分　五靈脂　苦練各五分

右水二鍾、薑三片，煎取八分，溫服。

葱白散　歌云：散名葱白芎歸朴，殼桂三棱川練茯，木香茴麴麥門蓁，乾地參姜青芍續。

治一切冷氣及膀胱氣發，攻刺疼痛；婦人胎前、產後，血氣刺痛。

川芎　當歸　枳殼　厚朴　桂心　青皮炒　乾薑炮　茴香炒　茯苓　川練肉炒　麥門冬　神麴炒　三棱炮　莪术醋炒　乾地黃　芍藥　木香　人參

右㕮咀。每服一兩，水二鍾、葱白二個，煎取八分，入鹽少許，空心熱服。

1　無：此下疑脫“時”字。

2　痣：此字疑爲“疝”字誤。

卷 之 七

錢塘　陳諫直之　類集

心　痛　門

心痛論

心痛有九種，心爲五臟主，正經不可傷。若真心痛，手足青過節，旦發晝死，晝發夕死。今所載者，心有包絡，脉是心之別脉也。風冷所乘，痛在中脘，因名心痛，乍輕乍重，未至于死。手少陰心之經，其氣逆爲陽虛陰厥，亦令心痛，其痛引喉是也。心間急痛，爲脾心痛；腹脹而心痛，爲胃心痛；下重而苦泄，爲寒中，名腎心痛。亦有客忤鬼氣而心痛者；又有熱厥心痛，身熱足寒，痛甚則煩燥而吐，額自汗出者；有大實中痛，因氣而食，卒然發痛，大便或秘[1]，久而注悶不能飲食者；有寒厥心痛，手足逆而通身冷汗，便溺[2]清利，或大便而不渴者。寒厥暴痛，非久病也，急當治之。是知久病無寒，暴病非熱也。所謂九種心痛，曰飲，曰食，曰風，曰冷，曰熱，曰悸，曰蟲，曰疰，曰來去者。凡治此病，必先問平日起居，且須分久新。若明知身受寒氣，口食寒物而病于初得之時，當用溫散或溫利之藥。若其病得之稍久，則成鬱矣，鬱則蒸熱，熱久必生火，《原病式》中備言之矣。若欲行溫散、溫利，寧無助火添病邪？

茯苓補心湯 方見虛損門。

治心氣不足，怔忡，煩燥悶及心脾疼痛。

玄胡索汤湯　歌云：玄胡索桂及薑黃，赤芍當歸没乳香，甘草蒲黃木香[3]劑，心疼腹痛最爲良。

治心腹疼痛，手足寒冷，厥逆，嘔吐，昏迷。

玄胡索　官桂　薑黃　赤芍　當歸　没藥　乳香　甘草　蒲黃　木香各等分

右作一貼，水二鍾、薑二片，煎八分，食後服。

七氣湯　歌云：七氣湯中用乳香，人參官桂與生薑，玄胡半夏并甘草，療服心疼效莫量。

治七氣爲病及外感風寒爲心痛，嘔逆惡心，胸滿腸脹。

1　秘：原闕。據《脉因証治》卷一"心腹痛"補。

2　溺：原闕。據《脉因証治》卷一"心腹痛"補。

3　木香：原字漫漶不清。本方歌訣中缺木香，據補。

乳香　人參　官桂　玄胡索　半夏　甘草各等分

右作一貼，水二鍾、薑五片，煎八分，食後溫服。

卻痛散　歌云：卻痛散中用石蒲，木香官桂及川烏，蒲黃歸與靈脂共，更入胡椒心痛蘇。

治心氣冷痛不可忍，手足寒厥，面青欲吐。

木香　官桂　川烏　蒲黃　五靈脂　胡椒　石菖蒲　當歸

右等分。水二鍾、生薑三片，煎七分，食遠熱服。

澹寮茴香散　歌云：茴香散入草苓薑，草豆仁萸夏木香，蒼术丁香并薑片，少鹽煎服痛須強。

治臟腑積冷，心脾絞痛不可忍。

小茴香　甘草　茯苓　草豆仁　吳茱萸　半夏　木香　蒼术　丁香　片薑

右等分。作一貼，生薑五片，入鹽少許，煎七分，食遠熱服。

撞氣阿魏丸　歌云：茴椒青草芷砂仁，莪术丁皮芎桂陳，四兩生薑淹宿炒，砂衣阿魏糊丸勻。

治五種噎疾，九般心痛，痃癖氣塊，冷氣攻刺腹痛，嘔吐酸水，丈夫小腸疝氣，婦人血氣。每十兩用阿魏五錢，和糊爲桐子大，硃砂七錢爲衣。男子炒姜鹽湯送下，女人酸醋湯送下。每服五十丸，食遠服。

茴香炒　青皮去白　甘草炒　蓬莪术炮　川芎　陳皮各一兩　白芷半兩　丁皮一兩　砂仁　肉桂各半兩　生薑四兩，切作片子，用鹽半兩淹一宿，炒黑色　胡椒　阿魏五錢，醋浸一宿，以面爲糊，入阿魏同和爲丸

頭　痛　門

頭痛論

頭痛多屬三陽經受風寒，伏留不[1]去所致。然傷寒頭痛，雖屬三陽，惟太陽經獨多[2]。蓋太陽爲病屬表，而頭痛專爲主表，雖有傷寒六七日，頭痛，不大便，有熱者，若小便清，知熱不在里，仍在表，是知頭痛屬乎表者明矣。太陰、

---

1 不：原誤作"下"。據文義改。

2 多：原脫。據《傷寒証治準繩》卷二《太陽病•頭痛》補。

少陰二經之脉，從足至胸而還，不上循頭，故無頭痛。《簡易》云：少陰亦有頭痛連齒之証，以腎所自生也。若厥陰頭痛，至或痛甚，入于腦而手足寒者，名爲真頭痛，更非藥所能愈。若太陽頭痛，汗出惡風，爲中風；頭痛，無汗惡寒，爲傷寒。頭痛耳鳴、九竅不利者，腸胃之所生，乃氣虛頭痛也。心煩頭痛者，病在膈中，過在手巨陽、少陰，乃濕熱頭痛也。如氣上不下，頭痛巔疾者，下虛上實也，過在足少陰、巨陽，甚則入腎，寒濕頭痛也。如頭半寒痛者，先取手少陽[1]、陽明，後取足少陽、陽明，此偏頭痛也。而丹溪又以頭痛多主于痰，痛甚者火，多有可吐、可下者。是知頭痛所感不一，因其所感而投以治法，勿令致誤可也。

葛根葱白湯　歌云：葛根葱白加知母，芍藥乾薑及片苓，六味煎來成一服，頭疼不絶有神功。

治外感風熱，頭疼不止。

葛根　知母　芍藥　乾薑　川芎各等分

水二鍾、葱白二支，煎七分，食後溫服。

三陽頭痛方[2]　歌云：羌活柴胡白芷風，升麻荆芥葛根芎，芍藥細辛隨加減，煎來更用帶須葱。

治三陽頭痛不可忍。

羌活　柴胡　白芷　防風　升麻　荆芥　葛根　川芎　芍藥　細辛

右水二鍾、葱白一支，煎至八分，食後服。

順氣和中湯　歌云：寶鑒和中白术芪，參歸柴草蒿陳皮，升麻芍細蔓荆子，氣弱頭疼服最宜。

治年高氣弱，清氣不能上升，昏悶頭痛惡風，不喜飲食，困倦。

白术　黃芪　人參　當歸　柴胡　甘草　蓬蒿　陳皮　升麻　芍藥　細辛　蔓荆子

右水二鍾、棗一枚，煎八分，食遠服。

川芎散　歌云：川芎散内用升防，藁本柴胡生地黃，更入芩蓮羌活草，頭疼昏暈即時康。

治頭目不清，痰逆嘔吐，頭痛。

1　少陽：原誤作“陽少”。據文義乙轉。

2　三陽頭痛方：原方未出劑量。

升麻　防風　藁本　柴胡　生地黄　黄芩酒炒　黄連炒　羌活　甘草

右等分。水二鍾,煎八分,食後溫服。

頭　眩　門

頭眩論

諸風掉眩,皆屬于肝木。肝風上攻則眼花屋轉,起則眩倒。外感見六淫,其內傷七情者,藏于不平,鬱爲痰飲,隨氣上逆而眩暈。若疲勞過度,上實下虛,金瘡出衄,便利失血,亦令眩暈。蓋眩暈既屬肝木,使風木旺,必而金衰,不能制木,而木復生火。風皆屬陽,陽主乎動,兩動相博,則爲之旋轉。故火本動也,焰得風則自然旋轉也。眩暈,人皆稱爲上實下虛,而不明言其所以然之故。蓋所謂虛者,血與氣也;所謂實者,痰涎風火也。原病之由,有氣虛者,乃清氣不能上升,或汗多亡陽而致,當升陽補氣;有血虛者,乃因亡血過多,陽無所附而然,當益陰補血。有因痰涎遏鬱,遏者宜開痰導鬱,重則吐下。有因風火所動者,宜清上降下。若因外感而得者,又當以散邪爲主。各求其本而用藥則善矣。

傷寒眩暈芎术湯[1]　歌云:芎术加甘草,名爲芎术湯,更加湯泡夏,頭暈即須康。

治風濕頭重眩暈,痛極惡心不食。

川芎　白术　甘草　半夏泡五次,各一錢。如吐,加砂仁、細辛、陳皮

右水二鍾,煎八分,食遠溫服。

經驗天麻湯　歌云:經驗天麻有茯神,茱萸山藥草人參,陳皮白术[2]川芎芍,後用當歸各等分。

治元氣虛弱,頭目眩暈,昏悶,四肢倦怠,不思飲食。

天麻　川芎　白芍藥　人參　陳皮　山茱萸肉　山藥　茯神　甘草　當歸

右等分。水二鍾,煎至八分,食遠溫服。

直指香橘飲　歌云:直指香橘飲薑陳,木香白术與砂仁,丁香半夏苓甘草,氣虛頭眩效若神。

1　芎术湯:原脫。據下文歌訣補。此前"傷寒眩暈"四字爲本方主治,不作方名處理。

2　白术:此藥以下方劑組成中沒有,存疑。

治氣虛血虛眩暈。

木香　白术　半夏　橘皮　白茯苓　砂仁各半兩　丁香　甘草炙,各一錢

右剉。每服八錢,薑五片,煎至八分,食遠服。本方加芎、歸各一錢、官桂半兩,治血虛眩運。

按《直指方》云：淫欲過度,腎家不能納氣歸元,使諸氣逆奔而上,此眩運出于氣虛也；吐衄崩漏,肝家不能收攝榮氣,使諸血失道妄行,此眩運生于血虛也。夫既曰腎家不能納氣,使氣奔上,而用此香辛熱之藥,果能降氣乎？氣虛,此藥果能補氣乎？又曰：血虛加芎、歸、官桂,夫血虛用芎、歸則可,加官桂、丁香、木香,縱使血有虛寒,其害將何如哉？孟子所謂“盡信書,則不如無書”者,正此類也。平日曾經驗,不敢不錄,高明者請自裁之。

六合湯　歌云：六合湯歸熟地黃,川芎芍藥草苓羌,秦芄白术天麻劑,頭暈風虛卽見康。

治一切失血過多,并風虛眩暈不甦。

當歸　熟黃　川芎　芍藥　甘草　茯苓　羌活　秦芄　白术　天麻

右等分。水二鍾,煎八分,食遠溫服。

腹　痛　門

腹痛論

寒氣入經而稽遲,泣而不行,客于脉外[1]則血少,客于脉中則氣不通,而故因以作[2]痛。東垣曰：腹中諸痛,皆因勞役過甚,飲食失節,中氣不足,寒邪乘虛而入以致痛。正謂是也。其痛有卒然而起,卒然而止者,或痛甚不可按,或按之而痛止者,或喘動應手者,或脅肋與小腹相引而痛者,或腹痛引陰股者,或卒然痛死,少而間復生者,或痛而嘔、痛而泄者,或痛而閉不通者,病形不同,要皆寒氣所因。人有明知誤食冷物,臍腹痛不可忍,得熱熨則止,以熱治寒,治之正也；然又有熱鬱于內而腹滿堅結痛者,是痛屬熱也；又有邪氣聚于下焦,血氣不得行,或溺或血,留滯于下,因生脹滿而痛者,是痛屬血也；又有

---

1 脉外：原誤倒爲“外脉”。據文義乙轉。

2 作：此下原衍“作”。刪。

食積于内，臟腑被傷而痛者，是痛屬積也；又有痰因氣滯而聚，既聚則礙其道路，不得運而痛者，是痛屬痰也。故丹溪言腹痛有寒熱、死血、食積、濕痰之不同者，以此也。夫諸痛虛實，又在按之不痛爲虛，痛者爲實，人當因其病而投其藥可也。

黄芩芍藥湯　歌云：黃芩芍藥湯，甘草共同方，脉洪腹痛者，一服便安康。
治腹痛脉洪。
黃芩　芍藥　甘草
右水二鍾，煎至八分，食遠熱服。

桂枝大黄湯　歌云：桂枝與大黃，芍藥共爲湯，大棗同煎服，腹痛即見康。
治腹痛煩燥。
桂枝　大黃　芍藥
右等分。水二鍾、薑三片、棗一枚，煎八分，食遠熱服。

理中丸　歌云：乾薑并白术，附子草人參，等分煎來服，理中功最深。
治腸胃受寒，腹痛，手足厥冷。
乾薑　白术　附子火煨　甘草　人參各等分
右爲末，煎茱萸湯打糊，丸如桐子大。每服八十丸，姜湯食後送下。

桂枝芍藥湯　歌云：桂枝芍藥湯，大棗草生薑，五味煎成服，腹疼即自強。
治腹滿時痛，脉弱。
桂枝　芍藥　甘草各一錢半　大棗二枚　生薑五片
水二鍾，煎至八分，食遠熱服。

腰　痛　門

腰痛論

太陽氣虛則邪客之，痛病生矣。夫邪者，是風、熱、寒、濕、燥，皆能爲病。蓋腰乃腎之府，一身所恃，以爲屈伸者也。故諸經皆貫于腎而絡于腰脊，腎氣一虛，凡衝風、受濕、傷冷、蓄熱、血澀、氣滯、水積、墮傷，與夫失志、作勞，種種腰疼，層見而重出矣。

治法不同，有宜下、宜補虛者。東垣曰：有房室勞傷，腎虛腰痛者，是陽氣虛弱，不能運動，宜補陽也。如膏粱[1]之人，久服陽藥，醉以入房，損其真陰，腎氣熱則腰脊痛而不能舉，久則髓減骨枯，骨枯發爲骨痿，陰之不足，宜補陰也。子和云：腰爲腎府，血氣不行，則沉痛不能轉側，宜大瀉其濕，其痛自止也。

獨活寄生湯　歌云：獨活寄生參芍藥，地黃牛膝共防風，細辛官桂秦芄草，杜仲當歸苓與芎。

治因腎虛冷濕，坐臥當風，腰痛如拆。

獨活　桑寄生　人參　芍藥　熟地黃　牛膝　防風　細辛　官桂　秦芄　甘草　杜仲　當歸　茯苓　川芎

右等分。水二鍾，煎至八分，去滓溫服。

芎葛湯　歌云：芎葛湯中參桂風，細辛芍藥在其中，麻黃枳殼同甘草，煎服腰疼最有功。

治腰脊連引臂痛，外邪風濕，痛不可忍。

川芎　葛根　人參　官桂　防風　細辛　芍藥　麻黃　枳殼　甘草

右各等分。水二鍾，煎至八分，去滓溫服。

青娥丸　歌云：健腰壯腎有青娥，杜仲爲君功最多，破故作臣當減半，胡桃在內亦相和。

杜仲薑炒一斤　破故紙炒八兩　胡桃二十個去皮、膜[2]

右爲末，酒糊和丸桐子大。五十丸空心，酒下，治諸般腰痛。

---

1 梁：通“樑”。
2 皮、膜：原誤作“肉”。據《太平惠民和劑局方》卷五“青娥丸”補改。

卷之八

錢塘　陳諫直之　類集

婦　人　門

婦人妊娠總論

《易》曰：大哉乾元，萬物資始；至哉坤元，萬物資生。故今之陽施陰化，感而成娠，亦資始資生之理也。蓋其兆形之初，命門先具，天一生水。壬爲陽水，合丁之陰火而生丙，有命門然後生心，生血脉；丙爲陽火，合辛之陰金而生庚，有心然後生肺，生皮毛；庚爲陽金，合乙之陰木而生甲，有肺然後生肝，生筋爪；甲爲陽木，合己之陰土而生戊，有肝然後生脾胃；癸爲陰水而生甲，有大小腸、膀胱然後情性互相尅制而形斯生成矣。然究其所以生成者，又皆隨月而資養于母之經脉也。蓋食氣于母，所以養其形；食味于母，所以養其精。形精滋育，氣味爲本。故天之五氣、地之五味，母既食之，胎又食之，外則充乎形質，內則滋乎胎氣，皆藉氣味之育養也。今胎之所食，始于厥陰。《聖濟經》云：原四時之所化，始于木也。究十二經之所養，始于肝也。故一月血凝足，足厥陰肝經養之，膽乃肝之府；二月如胚兆，足少陽膽經養之；三月始成胎，手厥陰心胞經養之；四月陰靈爲魄，手少陽三焦經養之；五月五行分五臟，火生土，足太陰脾經養之；六月六律定六府，足陽明胃經養之；七月精關竅通光明也，手太陰肺經養之；八月元神具降真靈也，手陽明大腸經養之；九月宮室罷布以定精也，足少陰腎經養之；十月受氣足，萬象全矣，足太陽膀胱經養之。自肝爲始，臟腑相滋，多養三十日者，此食味于母，所以養其精也。且手太陽小腸經、手少陰心經，此二經不在十月養胎之數。平居之日，在下爲月水，有胎之時，在上爲乳汁，故不養于胎也。

又曰：一月爲始胚，二月爲始膏，三月爲始胎。當胚胎之始，真氣方遇，如桃花凝聚，其柔脆易壞也，故食必甘美，味忌辛辣。作胎之後，二氣既凝，如泥在鈞，若金在鎔，惟陶冶之所成。子之在母，必賴其食以助養。故于四月始受水精，以成血脉，食宜稻粳、魚雁；五月始受火精，以足其氣，食宜稻麥、牛羊；六月受強金之精，以成筋，食宜鷙鳥猛獸；七月受堅木之精，以成骨，食宜粳稻，以密腠理；八月、九月受土石之精，以成膚膜、皮毛，則形已備矣。若能順時數，謹人事，勿動而傷，則生育之道，得萬全無一失矣。此但成形之論也。

又有至貴至重、靈萬物、參三才而爲聖賢者，則亦孕毓于其母，實賴母之栽培灌溉之助，故地之豐厚生物必華實，污薄者反是焉。母體地道，當貞静幽閒，節爾性度，和爾脈絡，謹爾動履，視毋邪，聽毋淫，出毋傲。如懷大，具南金坐索高價，庶幾完一元純粹正大之氣。其所生之子，自然形容端愨[1]，才性軒挺，出于尋常萬萬矣。古人有胎教，而文王之母是其驗也。豈可目斯言爲迂闊，遂謂聖凡異其胎哉！

婦人病機論

予家自始祖底[2]杭，世業醫術，更專女科，逮今已四百餘年矣。而其相承之際，亦或有言論以遺後人，況予亦自丱[3]角卽繼業乎是，歷起已將七旬。據先人之所言，參己之所見，而婦人之受病顛末，實惟致使之有其機也。大抵氣失其平必致疾，而婦人氣之不平，猶更倍于男子也。蓋其性質多偏執而不知變，鄙嗇而不知宜。厥陽之火，無日不起，兼之以外欲乖忤，七情內傷，而其火益熾于血脈之中。故經血妄行，遂成變生寒熱、鬱積脹滿、痰痿勞瘵等証，甚至妊娠而胎自墜，正産而血上溢，未有不由氣之所致者。故丹溪有曰：經水者，陰血也，陰必從陽，故其色紅。血爲氣之配，氣升則升，氣降則降，氣凝則凝，氣滯則滯，此固《內經》之必然者也。予試觀世之婦人，賢淑者良多，而間有剛愎以自用，嫉妒以相持，釁不由人而自速其斃者，固不足言矣。若彼處之無道，釀致逆戾，以成多疾者，又比因于男子也。何則？男子實婦人所仰爲天者，今乃或溺于妓酒而身業費傷，或娛于寵倖而正偶仇敵，或偏于異育而嗣息乖情，或星星少忤而竟以燎原。彼固偏執鄙嗇人也，復以是相助，必將憂勞內作，憤鬱交併，大則變生旦夕而卽取禍敗，小則氣血俱逆，經府兩傷而百病駢作矣。揆厥所由，是誰之咎哉？《經》曰不治已病治未病，知機君子，誠能清心以寡欲，正己以正家，而使夫婦交相愛焉，不惟衍于嗣育，而婦人亦克以免厥疾，茲亦治未病之意也。予承先言，驗以己見而特撰此論，以爲世勸，請勿以爲罪。

婦人無子論

天地感而物類蕃，夫婦交而人類續，古人自然常理也。間有交而不孕，孕而不男者，何也？蓋陽宜實，陰宜虛，實則發必充，虛則受必固。且先後適宜，疾徐當節，以此而中和，得以此而子孫盛，決無疑矣。奈世俗執見，歸咎于女之無子

---

1 愨：原作"愨"。同"愨"，據改。愨，què（音確），恭敬、誠實。
2 底：通"抵"，按例通假字不改。
3 丱：guān（音關），兩髻對稱豎起的樣子。據《詩·齊風·甫田》："總角丱兮。"

居多，溯責于男之無子恆少，殊不知狂陽妄施，叩擊無度，耗損真元，腎虛澤竭，所係豈末簡哉？況女子識順承寂感之理者，百無二三；徇觸機妄受之情者，十常八九。頻仍接遇，血氣乖和，或過熱而經候溢奔，或傷冷而關絡閉塞，崩漏帶下，臟腑攻衝，風寒暑濕易侵，喜怒哀樂難制，其能永作成之功乎？此交相爲用之失，無子明矣。至有一生產女，竟不育男者，實系于陽之微弱，乏耿貫之衝融，巧發不中故耳。其于嗣絶，豈不同歸廢弛哉？舍此不知講求，卻乃供佛飯僧，貼金塑像。泥風水不利，則起塚遷棺；感年命尅刑，則禳星遣祟。惟積陰騭之言，近似有理而又謂之迂遠，效未可必，君子將誰從乎？但當時動靜得中和，斯定論矣，而存心制行庶幾焉。若夫禁忌之方、固本之法、胎教之喻，又各有攸論在。

序經調經論

女子七歲腎氣盛，齒更髮長；二七而天癸至，任脉通，太衝脉盛，月事以時下。然衝爲血海，任主胞胎，腎氣全盛，二脉流通，經血漸行，應時而下。所以謂之月事者，平和之氣，常以三旬一見，以像月盈則虧也。又謂經者常候，謂候其一身之陰陽愆伏，知其安危，故其來必以月，太過不及，皆爲不調。若遇經脉行時，最宜謹于將理，將理失宜，受病匪輕。使當是時，或被驚則血氣錯亂，經脉斬然不行。逆于身，則爲血分勞瘵等証。使勞力則生虛熱，變爲疼痛之根。恚怒則氣逆，氣逆則血逆。血逆于腰腿，則遇經行時而腰腿重痛，但過期卽安矣。逆于頭、腹、心、肺、背、脅、手、足之間而遇經痛，其証亦然。若怒極則傷肝，而有眼暈、脅痛、嘔血、瘰癧、癰瘍之病。加之經血滲漏于其間，遂成竅穴淋瀝，無有已也。和平之劑，要在調養氣血。蓋血爲氣之配，氣熱則熱，氣寒則寒，氣升則升，氣降則降，氣凝則凝，氣滯則滯，氣清則清，氣濁則濁，悉皆因氣而行。若其錯經妄行者，氣之亂也；行而成塊者，氣之凝也；將行而痛者，氣之滯也；來後作痛者，氣血俱虛也。色淡者，亦虛也，而又有水混之也；紫者，氣之熱也；黑者，熱之甚也。過其期而來者，血虛少也；不及期而先來者，氣與血俱熱也；去多而不能住者，熱極而溢也；若過期而又來之淡色者，必痰多也。過期而又作痛者，乃虛中有熱也；將來作疼者，血實；而臨行腰疼腹痛者，必鬱滯有瘀血也。肥胖，飲食過度之人而經水不調者，必有痰濕也。肥人不及日數，而且經水過多者，痰多而又血虛有熱也。又有痰多占住血海地位，因而下多，目致漸昏者；有經脉候微少，漸漸不通，手足煩疼，變生潮熱而脉數者；有經行微少，或脹或疼而四肢厥痛者；有陰虛經脉不通、小便澀而身體疼痛者；有氣充經脉，月事頻併而臍下多疼者；有適來適斷而遂致寒熱往來者。病形難述，要皆氣血被傷所致。人有見其血之或紫或黑者、作痛者，率指爲風冷乘之，而行溫熱之劑，禍不旋踵矣。殊不知冷証外邪初感，入經必痛，或不痛者，久則鬱而變熱矣。且寒則凝，既行而紫黑，則又非寒也。況婦人性執而鄙，嗜欲加倍，藏府厥陽之火無日不起，而又加之以七情內動、外欲乖誤、過傷勞役、感冒寒邪，氣血一傷而變証百出。所謂犯時微若秋毫，感病重如山嶽。治者必細察脉息，兼求病原，又當辨其有無外感，因是病而投是藥。使氣血調適、陰陽和平，則衝脉、任脉氣盛，太陽、少陰所主之血，自將宣流依時而爲和平也。蓋衝任之脉，起于胞內，爲經脉之海，手太陽小腸之經、手少陰心之經也。二經爲表里，心主于血，上爲乳汁，下爲月水，于此得其平和，則病端自絶矣。

經閉不行論[1]

婦人脾胃久虛，或形羸，血氣俱衰而致經水斷絶不行；或病中消，胃熱善食漸瘦，津液不生。夫經者，血脉津液所化，津液既絶，爲熱所爍，肌肉消瘦，時見渴燥，血海枯竭，病名血枯經絶，宜瀉胃之燥熱，補益氣血，經自行矣。此証或經適行而有子，子不安，爲胎病者有矣。或心胞洪數，燥作時晸，大便秘澀，小便雖清不利，而經水閉絶不行，此乃血海乾枯，宜調血脉，除包絡中火邪，而經自行矣。《內經》所謂：小腸移熱于大腸，爲癥[2]瘕、爲沉。月澀不利則月事沉滯而不利，故云爲癥瘕、爲沉也。或因勞心，心火上行，月事不來，安心補血瀉火，經自行矣。故《內經》云：月事不來者，胞脉閉[3]也。胞脉者，屬心而絡于胞中，令氣上迫肺心，氣不得下，故月事不來，投以涼血和血之藥，則經自行矣。茲皆確論，人當詳佩可也。

經漏不止論[4]

婦人崩中，由臟腑損傷，衝任血氣俱虛故也。衝任爲經脉之海，血氣之行，外循經絡，內榮臟腑。若無傷損，則陰陽和平而氣血調適；若勞動過多，致臟腑

1　論：原脱。據本書實際體例及原目錄補。
2　癥：原誤作"痣"。據《素問·氣闕論篇》改。下一"癥"字同誤，徑改不注。
3　閉：原作"悶"。據《素問·評熱病論篇》改。
4　論：原脱。據本書實際體例及原目錄補。

俱傷而衝任之氣虛，不能約制其經，故忽然暴下。又以爲陰虛陽搏謂之崩，使婦人脾胃有虧，下陷于腎，與相火相合，濕熱下迫，故經漏不止，其色紫黑。內有白帶者，脉必弦細，寒作于中；內有赤帶者，其脉洪數疾，而爲熱明矣。必腰痛或臍下痛，臨經欲行，先見寒熱往來、兩脅急縮、四肢困熱、心煩不得眠臥，宜大補脾胃而升舉血氣，可一服而愈。或人有意欲不遂，心氣不足，其火大熾，旺于血脉之中，又致脾胃飲食失節，火乘其中，形質、肌肉、容顏似不病者，不行于診，故脾胃飲食不調，其証顯矣，而經水不時而下，或適來適斷，暴下不止。治當大補氣血，舉養脾胃，微加鎮墜心火之藥。治其心，補陰瀉陽，經自止矣。《痿論》云：悲哀太甚則胞絡絕，則[1]陽氣內動，發則心下崩，數溲血也。此經脉致病之因，本于臟腑損傷，并因熱因虛，或悲哀七情等所致，無餘蘊矣。

赤白帶下論[2]

婦人有赤白帶之証者，多本于陰虛陽竭，榮氣不升，經脉凝泣，衛氣下陷，精氣累滯于下焦奇經之分，蘊積而成其病。或醉飽房勞，服食燥劑所致。又或冒傷風氣濕熱，或產後早起，不避風邪，風邪之氣入于胞中，或中經脉，流轉臟腑而發下血，名爲帶下。白者屬氣，赤者屬血，赤者熱入小腸，白者熱入大腸。其本實熱冤結于脉而不散，東垣舉《脉訣》云：崩中日久爲白帶，漏下多時骨木枯。言崩中者，始病血崩，久則血少，復亡其陽，故白滑之物下流不止。詳病亦有濕痰流注于下焦，或腎肝陰淫之濕勝，或因驚恐而木乘土位，濁液下流，或思慕爲筋痿，或餘經濕熱，屈滯交攻于小腹之下。而病本殊，則皆爲風血虛損，榮衛之精氣累滯而成，其病一也。執劑之法，須以本部行經藥爲引用爲使，大辛甘油膩之藥潤其燥而滋益津液，以大辛熱之氣味補其陽道、生其血脉，以寒苦之藥澀其肺而救上。熱傷氣，以人參補之，以微苦溫之藥爲佐而益元氣。此治之大法也。丹溪言漏與帶俱是胃中痰積流下，滲入膀胱所致，主治又以燥濕爲先，調而中之，帶自融矣。

四物湯　歌云：芍藥當歸肉，川芎熟地黃，婦人以勝藥，四物出名方。
治月水不調，氣血俱虛。女人諸疾，以此爲主，更當隨病加減。

1　則：據《素問·痿論篇》，此上有"胞絡絕"三字。
2　論：原脫。據本書實際體例及原目錄補。

芍藥　當歸　川芎　熟地黃

右等分。水二鍾,煎取八分,溫服。

膠艾湯　歌云:膠艾川芎草,當歸芍地黃,經行無定止,一服即安康。

治勞傷血氣,衝任虛損,月水過多,淋瀝不斷,臍腹疼痛;及胎動不安,腹痛下墜,勞傷胞絡,胎動上搶,經血淋瀝,氣虛不能約制,日漸羸瘦。

阿膠　川芎　甘草　當歸　艾葉　白芍藥　熟地黃

右等分。水一鍾半,煎取七分,食前熱服。

逍遙散　歌云:逍遙散內用苓歸,白术柴胡[1]芍藥宜,甘草薄荷薑片服,血虛潮熱效無遺。

治血虛煩熱,肢體疼痛,頭目昏重,口燥咽乾,盜汗減食,血熱相搏,月水不調,臍腹脹滿;及室女血弱陰虛,痰嗽潮熱,漸成勞瘵。

茯苓　當歸　白术　柴胡　芍藥　薄荷　甘草

右等分。水二鍾、生薑三片,煎取八分,溫服。

六和湯　歌云:六合湯中熟地黃,芎歸蓬术效非常,更加芍藥同爲劑,經逆諸疼即見康。

治婦人經事不行,腹痛,結塊疼痛,腰痛腿痛。

熟地黃　川芎　蓬术　當歸　芍藥

右等分。水二鍾,煎取八分,去滓溫服。

內灸散　歌云:內灸歸芪熟地黃,草陳木藿小茴香,川芎白术桂山藥,芍芷還須藁本[2]薑。

治血氣虛損,崩中漏下,淋漓不已,或凝積血塊,腰腹刺痛。凡月水不調、血暈頭眩、七癥八瘕,并宜服之。

藿香　熟地黃　肉桂　小茴香各一兩五錢　甘草炙　山藥　當歸　白芷　白术各八兩　藁本　乾薑炮　川芎　黃芪各二兩　木香一兩　陳皮四兩　白芍藥十兩

右每服八錢,水二鍾、薑五片,煎取八分,食遠服。產後下血多,加蒲黃。

溫經湯　歌云:溫經歸芍牡丹皮,炙草阿膠參桂齊,半夏川芎相等劑,麥門心去泡茱萸。

治衝任虛損,月水不調,或來多,或過期,或崩中去血太過,或損姙胎,瘀血停留,小腹急痛,五心煩熱。

阿膠碎,炒　川芎　當歸　人參　肉桂　甘草炙　芍藥　牡丹皮　半

1 柴胡:原作"銀柴"。據此下方組中有"柴胡",無"銀柴胡"改。
2 本:原誤作"木"。藥名當作"藁本",據文義改。下一"本"字同改不注。

夏　吳茱萸湯泡　麥門冬去心

右等分。爲一貼，水二鍾、薑三片，煎取八分，食遠熱服。

柏子仁湯　歌云：小草當歸柏子仁，阿膠香附鹿茸真，川芎續斷維持血，炙草之中有茯神。

治婦人思慮過度，勞傷心經。心主血，心虛不能維持諸經之血，亦致崩中下血。

當歸　川芎　茯神　小草　阿膠　鹿茸　柏子仁炒　香附便炒　續斷酒浸　甘草

右等分。水二鍾、薑三片，煎取八分，食遠溫服。

涼血地黃湯　歌云：涼血芩連芎地黃，蔓荊[1]藁本[2]細辛當，紅花升柏知風草，荊芥柴羌出類方。

治婦人血崩。是腎水陰虛，不能鎮守包絡相火，故血走而崩也。氣血下陷，非此不能治。

生地黃　黃連　羌活　柴胡　防風　黃柏　知母　升麻　藁本　細辛　川芎　甘草　荊芥　蔓荊子　黃芩　當歸上等分　紅花少許

爲一貼，水二鍾，煎至八分，食遠溫服。

吳茱萸湯　歌云：吳茱萸夏麥門冬，甘草當歸白茯同，陳牡二皮薑細決，㕮咀等分見神功。

治衝任衰弱，月候愆期，崩漏不止，赤白帶下，小腹急痛。

吳茱萸　麥門冬　乾薑　白茯苓　牡丹皮　陳皮　甘草　細辛　半夏七次湯泡　當歸

右㕮咀，等分。爲一貼，水二鍾、薑五片、棗一枚，煎八分，空心溫服。

升陽燥濕湯[3]　歌云：加減升陽燥濕湯，白葵香附草風羌，柴胡[4]鬱李歸芩橘，服下通神病卽康。

治崩漏，赤白帶下，陰戶控心急痛，身黃皮緩，身重如山，陰中如水。

防風　羌活　乾薑　鬱李仁　當歸　甘草各一錢　柴胡一錢三分　橘

1　荊：原誤作"京"。據下文方劑組成中"蔓荊子"藥名改。

2　藁本：原誤作"蒿本"。下凡遇此逕改。

3　升陽燥濕湯：原出《衛生寶鑒》卷十八《婦人門》。《衛生寶鑒》方與此有出入，彼方有良薑，而無羌活、香附、當歸。故歌訣之"加減升陽燥濕湯"一名更爲合適。

4　胡：原作"芎"。據以下方劑組成中并無含"芎"之藥名，當刪。爲保持歌訣七言體例，補入"胡"。

皮　黃芩各五分　白葵花九朵　香附[1]醋炒

右㕮咀。分作二服，水煎，空心服。

戴人玉燭散　歌云：戴人玉燭散名方，歸芍川芎熟地黃，大黃芒硝并甘草，服之頃刻病安康。

治經候不通，臍腹脹痛，連引脅痛。

當歸　芍藥　川芎　熟地黃各錢半　芒硝一錢　甘草炙，一錢　大黃一錢，去皮，酒洗，煨

右㕮咀。爲一貼，水二鍾，煎至八分，食遠溫服。

鹿茸丸　歌云：鹿茸丸內赤石陳，續斷當歸附子均，柏艾餘糧同熟地，酒糊爲丸服有神。

治衝任虛損，風寒所乘，以致不能受胎，故赤白帶下，經水不准。

鹿茸炙　赤石脂　禹餘糧各一兩　續斷二兩　柏葉　附子炮　熟地黃　艾葉　當歸酒浸　陳皮

右爲末，酒糊丸梧子大。每五十丸，空心，溫酒下。

卷柏丸　歌云：卷柏茸芪熟地黃，寄生赤石艾榆薑，芎歸代赭并龍鱉，白石同香共一方。

治婦室腹臟冷熱相攻，心腹絞痛，腰腿疼重，痿黃困乏，赤白帶下。

黃芪蜜炙　熟地黃洗，各一兩半　卷柏醋炙　赤石脂醋淬七次　鹿茸　白石脂　川芎　代赭石醋淬七次　艾葉醋炒　桑寄生　鱉甲醋炙　當歸酒浸，各一兩　木香　龍骨各半兩　地榆一兩　乾薑炮，五錢

爲細末，醋煮糯米糊丸，如梧子大。五十丸，空心，米飲湯送下。

簡易當歸散　歌云：簡易當歸散有名，芎芍黃芩术共成，山茱去核均爲劑，一服教君病卽輕。

治經候不調，或三、四月不行，或一月再至。

當歸　川芎　白芍藥　黃芩　白术　山茱萸肉各一兩

右爲細末。每服二錢，空心，溫酒調下。

嚴氏抑氣散　歌云：嚴氏抑氣散加陳，茯神香附炙草真，㕮咀成末湯調下，和氣寬中效若神。

治婦人氣盛于血，變生諸証，頭暈膈滿，腹脅脹痛。

香附子四兩，童便浸三宿　茯神　甘草炙，各二兩　陳皮三兩

右爲細末。每服二錢，食前，沸湯調下。

1　香附：原方未出劑量。

交加地黃丸　歌云：交加地黃丸木香，人參芎芍歸没薑，香附玄胡同爲劑，女子瘦弱服非常。

治經水不調，血塊成痞，肚脹疼痛，漸漸瘦損。

生地黃一斤　老生薑一斤　玄胡索　當歸　川芎　白芍藥　没藥　木香各一兩　桃仁去皮、尖　人參各一兩　香附半斤

右先將地黃、生薑各搗汁，以薑汁浸地黃，地黃汁浸生薑，各浸一宿曬乾。同餘藥爲末，醋糊和丸桐子大。每服六十丸，白湯空心送下。

通經丸　歌云：通經丸用川烏桂，姜椒陳漆大黃歸，桃仁莪术青紅共，婦室成瘕效有奇。

治婦人室女經候不通，臍腹疼痛，或成血瘕腫脹。

川椒　莪术醋炒　乾漆炒烟盡　當歸　青皮醋炒　乾薑炒　大黃酒煨　陳皮　桃仁去皮、尖，炒　川烏童便浸，煨　桂心　紅花各等分

右爲末，米醋糊和勻，木臼中杵千下，丸如桐子大。每服六十丸，姜湯送下。

秦艽扶羸湯　歌云：秦艽扶羸入當歸，紫菀茸柴地骨宜，更加人參同鱉草，骨蒸勞瘵最爲奇。

治肺痿骨蒸，已成勞嗽，或寒熱聲啞，體虛自汗，四肢怠墮。

柴胡　人參　鱉甲醋炙　秦艽　地骨皮　紫菀茸　當歸酒洗，各一錢　甘草五分

㕮咀。爲一貼，水二鍾、薑三片、烏梅、大棗各一個，食後溫服。

經驗青蒿散　歌云：經驗青蒿散有靈，鱉甲秦艽參草苓，白术柴胡桑地骨，瓜蔞仁服即時輕。

治婦人骨蒸勞瘵，增寒壯熱，咳嗽。

青蒿春夏用莖葉，秋冬用子根，童便浸□[1]，三錢　鱉甲醋炙　白术煨　地骨皮　白茯苓　北柴胡　甘草炙　秦艽　揀參　瓜蔞實　桑白皮蜜炙，各一錢

右爲一貼，水二鍾、薑三片，煎至八分，溫服。

琥珀散[2]　歌云：散名琥珀有蒲黃，赤芍當歸又木香，莪术延胡并血竭，牡丹没藥桂心良。

治血氣攻心腹，煩燥悶亂，疼痛不止，及產後惡露不行，兒枕塊痛。

琥珀　没藥俱別研　當歸　赤芍藥　牡丹皮　延胡索　蒲黃　莪术　桂心　血竭　木香

1　□：原字闕損，無法辨認。

2　琥珀散：本方未出劑量。《太平聖惠方》卷七十一"琥珀散"（少血竭、木香）作各一兩。《普濟方》卷三百三十五引"琥珀散"（一方加血竭、木香等）作各等分。供參考。

右爲細末。每服二錢，白滾湯調下無時。

紫石英丸　歌云：龍骨餘糧紫石英，蓯蓉杜澤蠣人參，椒薑桂斛并甘遠，五味當歸桑寄生。

治月經不調。蓋陰氣勝陽則胞寒氣冷，血不運行，《經》所謂天寒地凍，水凝成冰，故令乍少而在月後；若陽氣勝陰則血流散溢，《經》所謂天暑地熱，經水沸溢，故令乍多而在月前。當順陰陽爲福。

紫石英　禹餘糧　桑寄生　人參　龍骨　官桂　杜仲　五味子　遠志肉　澤瀉　當歸　石斛　蓯蓉　乾薑各一兩　川椒　牡蠣　甘草各半兩

右爲細末，煉蜜丸如桐子大。每服六十丸，空心，米飲湯送下。

烏雞丸　歌云：烏雞山藥益胎宮，熟地參芪白术芎，天麥二冬何首草，柴連歸遠肉蓯蓉。

治婦人五心煩熱，飲食少進，下元虛，子宮冷，赤白帶下，經水不調。此藥令人肥健，有子有孕，壯女人顏色，安胎，補氣血。

胡黃連　銀柴胡　人參　黃芪　熟地黃　肉蓯蓉各一兩半　遠志去心　當歸　川芎　天門冬　麥門冬去心　山藥　何首烏　甘草　白术　五味子　秦艽各一兩

右㕮咀。用烏雞一隻，吊死，去毛，以刀切細，同藥并雞，用陳好酒五斤、米醋一斤、水二斤，入于壇內，將壇口封固，懸掛鍋內，用桑柴八十斤，文武火煮三晝夜。取出，焙乾，爲細末，煉蜜爲丸桐子大。每服八十丸，空心，米飲湯送下。

當歸芍藥湯　歌云：當歸芍藥草陳皮，生熟淮黃白术芪，更入柴胡并蒼术，調行經水不愆時。

治婦人經水不准，白帶常行，頭目眩暈，四肢無力。

當歸　芍藥　陳皮　甘草　白术　黃芪　柴胡　蒼术　生地黃　熟地黃　川芎　人參

右等分。水二鍾，煎取八分，去滓，食遠溫服。

補經固真湯　歌云[1]：補血固真歸與參，柴胡陳草共黃芩，白葵花李仁薑劑，經血崩流卽可禁。

治婦人崩中，血流不止。

當歸　人參　柴胡　陳皮　甘草　黃芩　白葵花　李仁　川芎　地榆　熟地黃

---

1 歌云：歌訣與以下方劑組成有不同。缺“川芎”“地榆”“熟地黃”三味，多“薑”一味。未知何意，維持原狀。

右等分。水二鍾，煎至八分，食遠服。

室女經閉成勞

人生以血氣爲本，而人之病未有不先于傷其血氣者。世有室女，積想在心，思慮過當，多致勞損，遂至月水閉絶不行。蓋憂愁思慮則傷心，心傷則血逆竭，逆竭則月水先閉。火既受病，不能榮養其子，故不嗜食。脾既虛則金氣虧，故發嗽。嗽既作，水氣絶而不能滋養百體，則四肢乾枯。木氣不充，故怒多發焦，筋痿身羸，遍傳五臟，卒成勞証，此最難治。若或自能改易心志，用藥扶持，則可得九死一生。舉此爲例，其餘諸勞，可按脉與証而治之。或以爲室女血熱，多用涼藥以解之，殊不知血得熱則行，冷則凝，則經水漸致不通，手足骨肉煩疼，日漸羸瘦，變生潮熱，其脉微數。此陰虛血弱，陽往乘之，少水不能制盛火，火逼水涸而因亡津液所致。法當養血益陰，慎勿以毒藥通之也。又有謂女人天癸既至，踰十年，無男子合則不調；又踰十年，思男子合，亦不調。則舊血不出，新血誤行，或漬而入骨，或變而肢腫，或雖合而難子。又有合男子多則瀝枯。虛人産乳衆則血枯殺，亦足以致疾也。

沉香鼈甲散　歌云：沉香鼈甲用歸榔，半夏常山生地黃，白茯木香參柴草，青陳薑服效非常。

治室女經候凝滯，頭目昏悶，五心虛煩，少食多困。

沉香　鼈甲　當歸　檳榔　半夏　常山　生地黃　白茯苓　木香　人參　柴胡　甘草　青皮　陳皮

右等分。水二鍾、薑三片，煎取八分，去滓溫服。

劫勞散　歌云：劫勞散草芍黃芪，陳杏參歸地骨皮，五味阿膠芩熟地，茯苓姜棗總相宜。

治女子心腎俱虛，水火不交，初則微嗽，遇夜發熱盜汗，倦弱減食，恍惚，或唾中有血線者。

當歸　芍藥　黃芪　甘草　杏仁　人參　地骨皮　阿膠[1]　黃芩　五味子　熟地黃　白茯苓[2]

右等分，水二鍾，薑三片，紅棗二枚[3]，煎取八分，去滓溫服。

---

1 阿膠：此前原衍“五味”二字。其後又有“五味子”，據刪。
2 白茯苓：原脫。據本方歌訣及原方出處元·危亦林《世醫得效方》卷九“劫勞方”補。
3 紅棗二枚：原脫。據本方歌訣及原方出處元·危亦林《世醫得效方》卷九“劫勞方”補。

胎前論

凡婦人始自妊娠未及正産，謂之胎前。蓋其胚胎造化之始，精移氣變之後，保衛調適，固有道矣。天有五氣，各有所湊；地有五味，各有所入。所湊有節適，所入有度量，凡所畏忌，悉知戒慎。資物爲養者，理固然也。寢興以時，出處以節，可以高明，可以周密，使暑濕風邪不得投間而入，因時爲養者，理亦然也。以至順喜怒，節嗜欲，作勞不妄而氣血從之，皆所以保適妊娠，使諸邪不得干焉。苟爲不然，方授受之時，一失調養，則内不足以爲中之守，外不足以爲身之強，氣血弗充而疾病隨焉。或胎動而下漏不止，或驚僕而上逼攻心。腰背受疼，由致傷乎腎經也；心腹卒痛，實客冒乎寒邪也。子癎、子懸，皆因血氣之滯；吐血、衄血，悉本思慮之傷。或熱積内蒸而胎死腹中，或氣聚外感而産先其候，受証多端，難以盡述。且其食兔脣缺，食犬無聲，食雜魚而致瘡癬之屬，皆以食物不戒之過也。腎氣不足而解顱，脾胃不和而羸瘦，心氣虛乏而神不足之屬，皆以血氣不調之過也。誠能節其飲食，推而至于五味無或傷；調其氣血，推而至于邪氣無或乘。如此則榮衛調和，經養周足，時日至而生育順成矣。

達生散　歌云：達生散用芍砂仁，白术參歸甘草陳，枳殼青葱黃楊腦，紫蘇大腹利妊娠。治受胎八九月，服之甚得力。

白术　人參　當歸　甘草　陳皮　枳殼　芍藥　青葱　紫蘇　黃楊腦　砂仁　大腹皮[1]

右等分。水二鍾，煎取八分，溫服。

護胎紫蘇飲　歌云：護胎芩术紫蘇苓，葱白當歸芎草參，更入腹皮陳芍藥，生薑煎服病無侵。

治胎氣不和湊上，心腹脹滿，謂之子懸。

紫蘇　茯苓　當歸　川芎　甘草　人參　大腹皮　陳皮　芍藥　葱白　白术　黃芩

右等分。薑三片，煎取八分，去滓溫服。

濟生羚羊角散　歌云：羚羊角散五加皮，獨活防風歸草奇，酸棗茯神薏苡共，木香芎杏五薑宜。

---

1 砂仁　大腹皮：二味原脱。據明・王肯堂《女科証治準繩》卷四"胎前門"同名方補，與本方歌訣合。

治妊娠中風，頸項強直，言語蹇澀，發搐不省，名曰子癎。

羚羊角　五加皮　獨活　防風　當歸　甘草　酸棗仁　茯神　薏苡　木香　川芎　杏仁

右等分。水二鍾、薑五片，煎取八分，去滓溫服。

大腹皮散　歌云：大腹皮中通草陳，赤芍[1]竹葉淡爲真，木通枳殼芩連草，治孕通便效最神。

治妊娠大小便不通，氣急煩悶，腫滿腹脹。

大腹皮　通草　陳皮　赤芍藥　木通　枳殼　黃芩　黃連　甘草　淡竹葉

右等分。水二鍾，煎取八分，去滓溫服。

産難論

婦人之産，其名有十，大率言其難也。蓋其以血爲主，惟氣順則血順胎氣，而後生理和。今富貴之家，往往保惜産母，惟恐運動，故恣于安佚。曾不思氣閉而不舒快，則血凝而不流，胎不轉動，以致生理失宜，臨産必難，甚至悶絕也。且彼貧者，日夕勞動，而血氣因之舒暢，則生育自易，何俟乎藥？況有妊娠已經數月，胎形已具，而世人不知禁忌，恣情交合，嗜欲不節，使敗精瘀血聚于胞中，致令子大母小。不惟臨産受難，而其所育孩子，亦必蔓生浸淫赤爛瘡瘍之証，動蹿歲月不差。又有臨覺太早，大小揮霍，或多方誤恐，致令産母心驚神虩[2]，又或雜之以喪孝閑穢之婦。若此自失正護，而亦必致臨産之厄。凡臨産初然腹痛，或作或止，名曰弄痛。生婆疏率，不候時至，輒令試水。試水頻併，胞漿先破，風颯産門，産道乾澀。及兒將轉身，卽令坐草，坐草太早，兒轉亦難，致令難産。然腹雖痛而腰不甚痛者，未産也。且令扶行熟忍，如行不得，則憑物扶立，行得又行。直候痛極，眼中如火，此是胎離腎經，兒逼産門，方可坐草，卽令易産。如坐草稍久，用力太過，産母困睡，扶翼之人，又不穩當，致令坐立傾側，胎死腹中，其爲害非輕。且或時當盛暑，宜居幽深房室，開啟窗牖，多貯清水，以防血暈、血悶、血溢、血虛、發熱之証。如冬末春初，天色凝寒，宜密閉産室，四圍置火，常令暖氣和燠，而且下部衣服不可去綿，方免胎寒血結，以致難産也。是知醫之中，惟産難爲急，子母性命，懸

1　芍：原作"苓"。以下方劑組成并無含"苓"字藥名，據方中"赤芍藥"改。

2　虩：xì（音細），恐懼貌。虩，《易·震》："震來虩虩，笑言啞啞。"

于片時，少致舛誤，噬臍無及，人可不先事預備而圖厥保安邪？

　　催生如意散　歌云：如意催生散，辰砂參乳香，雞子清[1]調末，生薑汁服良。

治臨產或橫或逆，即時端順而生。必臨產痛甚時方熱服。

辰砂　人參　乳香各一錢

右爲細末，用雞子清調勻，搗生薑汁和服即效。

　　催生湯[2]　歌云：催生枳殼桔歸蒼，白芷川芎夏草薑，芍桂陳皮苓厚朴，經辰難產服爲良。

治產經三日不生，母氣乏萎，產道乾澀，腹痛不能下。

枳殼　桔梗　當歸　蒼术　白芷　川芎　半夏　甘草　芍藥　桂心　陳皮　茯苓　厚朴　木香　乾薑　川烏[3]

右等分。水二鍾、薑三片，煎取八分，加蜜一匙，熱服無時。

　　催生丹　歌云：催生丹用母丁香，乳麝辰砂用最良，兔腦爲丸溫水服，能催難產效非常。

治難產，生理不順，或逆或橫，并宜服之。

麝香二分　乳香五分　辰砂[4]　兔腦髓一付，去皮膜，研如泥，用十二月的可　母丁香一錢

右以兔髓杵爲丸如雞頭大，陰乾。每服一丸，熱湯送下無時。

産後論

婦人百病，莫甚于生產，既產則氣血俱虛，臟腑皆傷，少失調理，多致感冒，則百病因之而交作矣。如敗血流入肝經，必成昏迷血暈；如惡逆上衝心府，必致譫語顛狂。虛中多汗，知陰虛爲陽所加，里虛表實而自汗也；產後不語，知心竅爲血所悶，心氣悶塞而不語也。血下過多，則唇青目暈而虛極生風；心虛血逆，則精神昏亂而乍見神鬼。遍身痛疼，由產後百節開張而血多流滯；心神驚怖，由體虛心氣不足而風邪內乘。餘血蓄積在內，則與氣相搏，隨其上下而爲心痛腹痛；風冷客傳經腑，則氣血不溫，隨其久新而爲蓐勞。汗多變爲痙症，始因血虛多汗，而復搏風邪所致；熱悶轉爲腳氣，初由內虛生熱，而又冒濕蒸所成。中

1　清：原作"青"，據本方下有"雞子清"藥改。

2　催生湯：此方出于《三因极一病証方論》卷十七"產難証治"。原方比此方多附子、南星、杏仁、阿膠四味。

3　木香　乾薑　川烏：凡三味未寫進歌訣。

4　辰砂：原方此藥未出劑量。查《婦人大全良方》卷十七"催生丹"藥僅四味，無"辰砂"。

風而心悶氣絶，實宿有風毒，適産時心氣虛弱而發；傷寒而頭痛身疼，雖觸冒風邪，實産後陰虛陽湊而行。勞傷腎氣，而風冷復客于腰脊，遂致腰疼不已；虛損經血，而寒邪更挾臟腑，卽令惡露不絶。脅脹氣痛，由膀胱宿有停水，露逆水壅，與氣相搏而致痛也；積聚癥塊，由氣血傷于臟腑，虛弱外感，氣血相結而成塊也。或敗血散于脾胃，脾受之則不能運化精微，而成腫腹脹；胃受之則不能納受水穀，而生吐逆。陰陽不和，陰勝則乍寒，陽勝則乍熱；敗血不散，入于肺則致熱，入于脾則致寒。亦有産後病瘧而寒熱由加者，亦産前病瘧而産後未愈者，以至口乾痞悶，喘急咳瘉，赤白瀉痢，大小便澀。血滯而四肢浮腫，崩淋而月水不調。

　　凡此諸証，悉因産後氣血俱虛，感冒寒邪，而或内傷外忤所致，要當隨機調治。率以大補氣血爲先，無得令虛，且不可發表。如中風切不可作風治，必大補氣血爲主，然後治痰。如水腫亦以大補氣血爲主，而小佐以利水之藥。或云産後大熱，必用乾薑者，何也？曰：此熱非有餘之熱，乃陰虛生内熱耳，故以補陰藥大劑服之。且乾薑能入肺和肺氣，轉入肝分，引血藥生藥[1]。然不可獨用，必與補陰同用，此造化自然之妙也。或又以爲溫補太過，反主邪熱，百中一也。如形體豐厚而臨産又易者，止以中和之劑調理爲當。若果難産内傷，形體瘦弱，重損血氣者，則又自用溫補無疑矣。

産後血暈

　　産後血暈者，皆由敗血流入肝經，眼見黑花，頭目旋暈，不能起坐，甚至昏悶不省人事，謂之血暈。用滾湯調清魂散或黑龍丹服之最佳，切不可作中風治之。凡血暈皆熱乘虛逆上湊心，故昏迷不省人事，氣悶欲絶是也。古方有云：産婦分娩，預燒秤鎚或江中黃石子，硬炭燒令通赤，置器中，急于床前以醋沃之，得醋氣可除血暈，又以乾漆燒烟薰産母面卽醒。無乾漆，漆器亦可。此俱爲上法也。

　　清魂散[2]　歌云：清魂血暈是靈丹，荆芥參歸芎澤蘭，每末一錢湯調服，産時昏暈自能安。
　　治産後血迷、血暈，虛火載血上行湊心，昏迷不省，血閉欲絶。

1　乾薑……血藥生藥：《張氏醫通》卷十八《婦人門·産後》作："炮薑能入肺胃，散虛熱，入肝脾，引血藥生血"。供參考。
2　清魂散：原方未出配方劑量。據《婦人大全良方》卷十八《産後門》"清魂散"：澤蘭葉、人參（各一分）、荆芥（一兩）、川芎（半兩）。無當歸。供參考。

荆芥　人参　當歸　川芎　澤蘭

右爲細末。每服一錢，白滚湯調下。

益母丸　歌云：返魂益母二名丹，柴蕊連根[1]陰取乾，煉蜜成丸便酒服，胎前産後病皆安。

治婦人胎前、産後諸疾。

益母草小暑日收者佳，不犯鐵器

右爲細末，煉蜜爲丸如彈子大。童便、溫酒一小盞，溫服無時。

增損四物湯　歌云：損增四物出名方，芍藥川芎甘草薑，更用歸參成等分，産余寒熱即時康。

治産後陰陽不和，乍寒乍熱，惡露停滯。

芍藥　川芎　甘草　當歸　人參

右等分。水二鍾、薑三片，煎取八分，去滓溫服。

當歸散　歌云：當歸散内用川芎，白术黄芩芍藥從，更加山藥同爲劑，煎加老酒有神功。

治一切去血過多，眩暈不省人事，汗出口渴。

當歸　川芎　白术　黄芩　芍藥　山藥

右等分。爲一貼，水一鍾半，煎取六分，食遠溫服。

黑神散　歌云：黑神散用草當歸，芍藥乾薑熟地宜，更入蒲黄并黑豆，産科護效最爲奇。

治婦人産後惡露不盡，胞衣不下，攻衝心胸，及血暈諸疾，并治。

當歸　甘草　乾薑　熟地黄　蒲黄　黑豆　芍藥[2]

右等分，爲細末。每服一大匙，白湯調，加米醋少許，熱服無時。

琥珀黑龍丹　歌云：歸芎熟地五靈薑，剉合脂封火煅詳，更入乳香花蕊石，草霜琥珀與硫黄。

治産後血疾，淋露不快，兒枕不散，積瘕堅聚，按之攫手，疼痛攻心，困絶垂死。

用炭火燒令通紅，投生薑汁、童便、好酒内，取起，仍用姜湯磨下。當歸、五靈脂、川芎、良姜、熟地黄各一兩，剉；以沙合盛，赤石脂泥縫，紙筋鹽泥固濟。炭十斤，煅令通紅，去火候冷，開看，如黑糟色，細研。卻入後藥：百草霜五兩、硫黄、乳香各一錢五分、花蕊石、琥珀各一錢，共爲細末，米醋煮麪糊爲丸，如彈子大。每服一丸，服法在前。

愈風湯　歌云：細研荆芥末，每服用三錢，古老錢煎服，愈風産後傳。

---

1 柴蕊連根：指益母草之全草。

2 芍藥：原脱。據《太平惠民和劑局方》卷九“治婦人諸疾”同名方補，與本方歌訣合。

治產後中風，血氣煩悶，汗出，口噤如癇狀。

荆芥穗一味，陳者佳。

右爲細末。每服一大匙，古老錢煎湯調服。

七珍散　歌云：七珍散用細辛芎，生地菖蒲歸與風，更入辰砂參制末，薄荷湯下有神功。

治產後敗血閉心，心氣通于舌，心氣悶塞，舌強不語。

川芎　當歸　人參　生地黃　蒲黃　防風　辰砂　細辛

右等分，爲細末。每服一大匙，金箔一張，薄荷湯臨睡化下。

產後婦人乳腫疼痛　歌云：婦人乳痛意如何？皂角燒灰蛤粉和，熱酒一杯分八字，須臾揉散笑呵呵。

皂角　蛤粉

右爲細末，用熱酒一杯調服。兩手分揉卽愈。

芍藥湯　歌云：芍藥門冬用去心，芎柴歸草與黃芩，更加羌活苓棗[1]劑，發熱頭疼卽可禁。

治產後發熱，頭痛惡寒，遍身疼痛。

芍藥　麥門冬　川芎　柴胡　當歸　甘草　黃芩　羌活　茯苓

右等分。爲一貼，水二鍾、棗一枚，煎取八分，食遠溫服。

產後將護法

婦人百病，莫甚于生產。經云：婦人非止臨產須憂，產畢不可便言，生女宜待閉目少坐，方可扶上床。仰臥宜立膝高倚床枕，密圍四壁，免被賊風侵冒。或惡露不通，卽與黑神散服之。仍令嘗醒，不可多臥。初一二日內，宜用炭燒令通紅，以醋沃之，嘗聞醋氣，或乾漆、漆器燒煙，以防血逆、血迷、血暈之患。分娩之後，卽以芎歸湯一小盞溫服，須臾食以白粥一味，不可致令太飽，頻少與之，逐日漸增爲妙。三日後方與鵝脚食之，不可溫冷不調，恐留滯成疾。遇臘內不得輒與醇酒，緣酒引血迸入四肢，兼產母臟腑方虛，不禁酒力，熱酒入腹，必致昏悶。凡食物當知節度，不可過多，以成積滯。尤忌觸冒風寒，恣意喜怒，且過慮健談，行動久坐，或作鍼工，或食生冷，及脫衣竟浴，或冷水洗濯。當時雖未覺有損，滿月之後，卽成蓐勞，手脚腰腿酸重冷痛，骨髓間颼颼如冷風吹繼，遂成不療之疾。產婦將理，須是循滿百日方可平復。又不可夜間獨處，緣去血心虛，恐有驚怖，切宜謹之。此產家謹護之常法也，不可不知。

1　棗：原作“薑”。據以下方劑組成中無薑有棗改。

卷之九

錢塘　陳諫直之　類集

血　門

血証論

《經》云：榮者，水穀之精也。生化于脾，總統于心，藏受于肝，宣佈于肺，施泄于腎，灌漑一身，常以飲食日滋，故能陽生陰長，取汁變化而赤爲血也。若節宣失宜，則血不循經而流注妄行，至有吐血、咳血、嘔血、咯血、衄血、溺血、下血者。蓋吐血者，陽盛陰虛，故血不得下，因火炎上之勢而上出，又或因四氣傷于外，七情動于内，及飲食房勞，致榮血留聚膈間，滿則吐溢也。咳血者，嗽出，痰内有血；咯血者，咯出，痰帶血絲。咯唾血出于腎，痰涎血出于脾。吐而不咳，易治。唾中帶血者，難治，爲其陰虛火動，有所損也。《經》曰"陽明厥逆，喘咳身熱，善驚衄嘔[1]血"是也。嘔血者，嘔全血也。五志之火動甚，火載血上，錯經妄行。況心養乎血，熱甚則血有餘而亦至妄行，故嘔血也。若脉大、發熱、喉中有痛，又爲氣虛也。又有怒氣逆甚則嘔血，暴痹内逆，肝肺相搏，血溢口鼻，但怒氣致血証者則暴甚，故經曰：抑怒以全陰者是也。或謂嘔吐紫凝血爲寒者，誤也，此非冷凝，由熱甚銷鑠，以爲稠濁，而熱甚則水化制之，故赤兼黑而爲紫也。衄血者，鼻中出血也。陽熱怫鬱，干于足陽明，而上熱則血妄行，況鼻通于腦，血上溢于腦，所以從鼻而出也。又有傷寒衄血者，爲邪氣不得發散，壅盛于經，逼迫于血，則因致衄者也。溺血者，小便出血也。痛者爲淋，不痛者爲溺血。《經》曰："脾移熱于肝，則爲驚、衄。""胞移熱于膀胱，則癃、溺血。"有或清或濁，或鮮或黑，或在便前便後，或與泄物并下，皆由内外有所感傷。若便血清者屬榮虛，有熱濁屬熱與濕，色鮮者屬火，黑者火極，與泄物并下屬有積或絡脉傷也。又曰：尿血者，多因心腎氣結，或房勞過度。蓋房勞精氣滑脱，陰虛火動，勞血妄行故也。又有所謂陰結者，《經》曰：陰結[2]者，便血一升，再結二升，三結三升。又邪在五臟則陰脉不和，陰脉不和則血留之。結陰之病，陰氣内結，不得外行，無所稟，滲入腸間，故便血也，并宜分治。下血者，大便出血也。當分辨其色紅者爲熱，色瘀者爲寒。血逐氣走，冷氣入客腸胃，故下瘀血。又有攧撲損，惡血入腸胃，下血濁如瘀血者是。血雖分六証，多皆火熱所致，血得熱卽行故也。又以上行爲逆，其治難；下行爲順，其治易。故仲景云：畜血証，下

1　嘔：原誤作"吐"。據《素問·厥論篇》改。此下所論爲"嘔血"，故作"吐"者誤。

2　陰結：《素問·陰陽別論篇》作"結陰"。

血者，當自愈也；若無病人，忽然下痢，其病進也。今病血証上行，而復下行惡痢，其邪欲去，是知吉也。諸見血，身熱脉大，難治，是火邪勝也；身涼脉靜者，是正氣復也。故《脉訣》云：鼻衄吐血沉細宜，忽然浮大卽傾危。此之謂也。

大抵治血以涼血行血爲主，而所用必血屬之藥，如四物等是也，河間謂宜隨証輔佐。夫川芎，血中氣藥也，通肝經，性味辛散，能行血滯于氣也；地黃，血中血藥也，通腎經，性味甘寒，能生真陰之虛也；當歸，分三治，血中主藥也，通肝經，性味辛溫，全用能活血，各歸其經也；芍藥，陰分藥也，通脾經，性味酸寒，能和血治虛腹痛也。若善治者，隨經損益，摘其一二味之所宜爲主治可也。此特論血病而求血藥之屬者也。若氣虛血弱，又當從血虛，以人參補之，陽旺則生陰血也。若四物者，獨能主血分受傷，爲氣不虛也。輔佐之屬，若桃仁、紅花、蘇木、血竭、牡丹皮者，血滯所宜；蒲黃、阿膠、地榆、百草霜、棕櫚灰者，血崩所宜；乳香、沒藥、五靈脂、凌霄花者，血痛所宜；蓯蓉、瑣陽、牛膝、枸杞子、益母草、夏枯草、敗龜板者，血虛所宜；乳酪、夜液之物，血燥所宜；乾薑、桂者，血寒所宜；生地黃、苦參，血熱所宜。此特取其正治大略耳。若能觸類而長，自可以應無窮之變矣。

腸風臟毒

腸風者，邪氣外入，隨感隨見；臟毒者，蘊積毒久而始見。皆在胃與大腸出也。人腸胃不虛，邪氣無從而入，惟坐臥風濕、醉飽房勞、生冷停寒、酒麵積熱，以致榮血失道，滲入大腸。此腸風、臟毒之所由作也。挾熱下血，清而色鮮，腹中有痛；扶冷下血，濁而色黯，腹內略痛。清則爲腸風，濁則爲臟毒。有先便而後血者，其來也遠；有先血而後便者，其來也近。世俗糞前、糞後之說非也。

治法大要：先當解散腸胃風邪，又當隨其冷熱而治之。雖然，精氣、血氣生于穀道，靖惟大腸下血，大抵又以胃藥收功，胃氣一回，血自循于經絡矣。

必勝散 歌云：必勝川芎小薊歸，人參熟地及烏梅，蒲黃微炒同煎服，諸血淋漓效自隨。
治男子、婦人血流溢，吐血，衄血，嘔血，咯血。
熟地黃　小薊連根服　人參　蒲黃微炒　當歸　川芎各一錢二分
右烏梅三個，去核仁，水二盞，煎至八分，不拘時溫服。

犀角地黃丸 歌云：牡丹并芍藥，犀角地黃湯，四味成爲劑，血傷卽可康。
治胃脘吐出清血，鼻衄，吐血不盡，餘血停留；或傷寒汗下不解，鬱于經絡，隨氣涌泄，面色痿黃，大便黑者。

犀角屑　生地黃　白芍藥　牡丹皮各二錢半

右用水二鍾，煎至八分，去滓溫服，不拘時。犀角不可多服，多則令人泄瀉。

生地黃飲子　歌云：地黃飲子草芩芪，生熟黃柴枸杞宜，地骨天門連芍藥，補虛止血最爲奇。

治鬱熱衄血或咯血，皆治之。

枸杞　柴胡　黃連　地骨　天門冬　白芍藥　甘草　黃芩　黃芪　生地黃　熟地黃

右等分。水二鍾，煎取八分，溫服。若下血，加地榆。

天門冬湯　歌云：天麥門冬志草芪，阿膠藕節芍參歸，更加没藥并生地，吐衄傷心盡可醫。

治思慮傷心，吐血衄血。

遠志去心　甘草炙　白芍藥　天門冬　麥門冬各去心　黃芪去蘆　藕節　阿膠蛤粉炒　没藥　當歸　生地黃各一錢　人參　甘草炙，各五錢

右每服一兩，水二鍾、薑五片，煎至八分，不拘時溫服。

麥門冬飲子　歌云：麥門飲子用當歸，五味黃芪生地宜，更入人參均分簇，諸傷吐血服無危。

治吐血久不愈者。

麥門冬　當歸　五味子　黃芪　生地黃　人參

右各等分。用水二鍾，煎取八分，不拘時溫服。

簡易白术散　歌云：白术散加參，柴芪百合芩，前胡山藥草，治血有神靈。

治積熱吐血、咯血，或飲食過度，負重，傷胃吐血者，乃瘀血吐出爲佳。

白术二錢　人參　白茯苓　黃芪蜜浸，各一錢　百合去心，各三分　山藥　甘草炙，五分　前胡　柴胡各一分

右㕮咀。用水二鍾、薑三片、棗一枚，煎取八分，溫服。

升陽和血湯　歌云：升陽去熱和血湯，丹桂陳芪熟地黃，芍藥秦艽升炙草，復加生地與歸蒼。

治腸澼下血，其血唧出有力而遠射，腹中作痛，乃陽明氣衝，熱毒所作也，當去濕毒和血而愈。

生地黃　牡丹皮　生甘草各五分　甘草炙　黃芪各一錢　歸身　熟地黃　蒼术　秦艽　肉桂　橘皮各二分　升麻七分　白芍藥一錢半

右用水二鍾,煎至八分,食前稍熱服。

龍腦雞蘇丸　歌云:龍腦雞蘇用木通,參柴甘草麥門冬,阿芪生地蒲黃共,除熱消煩大有功。

除煩解勞,消穀下氣,散熱止嗽,治鼻衄吐血、血崩下血、諸淋。止渴,涼膈解毒,又治胃熱口臭、肺熱喉腥、脾疸口甜、膽疸口苦。

柴胡真銀州者,二兩,剉,同木通以沸湯大半升浸二宿,絞汁入後膏　木通水浸絞汁　阿膠炒微燥　人參各二兩　雞蘇淨葉一斤　麥門冬湯浸,去心,焙乾,四兩　黃芪去蘆,一兩　蒲黃微炒　甘草炙,一兩　生地黃六兩,入後膏,別研

右除別研藥後入外,其餘并爲細末。將好蜜二斤先煉一二沸,然後下生地黃末,不住手攪令勻,入絞下木通、柴胡汁,慢熬成膏,勿令焦。然後將其餘藥末同和,爲丸如豌豆大。每服二十丸,于食後、臨臥時嚼破,熟水下。惟血崩下血、諸淋,皆空心、食前服之。

加減四物湯　歌云:減加四物草川芎,枳殼槐花生地從,荊芥當歸并柏兼,腸風下血見神功。

治腸風下血不止,此藥主補血涼血者。

側柏葉　當歸酒浸　川芎　生地黃各一錢　荊芥穗　枳殼　槐花炒　甘草炙,各五分

右用水一鍾、薑三片、烏梅少許,煎取七分,空心溫服。

辰砂妙香散　歌云:辰砂妙散麝香宜,山藥參神甘草芪,桔梗木香苓遠志,治便溺血效無遺。

治小便溺血,心氣不足,志意不定,夜多盜汗,頭目昏眩,常服安神鎮心。

麝香一錢,另研　山藥薑汁炙,一兩　人參五錢　木香煨,二錢半　茯苓　茯神　黃芪各一兩　桔梗五錢　甘草炙,五錢　遠志炒,一兩　辰砂三錢

右爲細末。每服二錢,溫酒調下,空心服。不用酒,棗湯調下。

正氣散　歌云:正氣名爲不換金,陳皮厚朴藿香臨,更加半夏蒼甘草,臟毒腸風卽可禁。

治腸風臟毒而冷者。

厚朴薑制　藿香　甘草炙　半夏　蒼术米泔浸　陳皮

右㕮咀,等分。薑三片、棗二枚,食前熱服。又方:熱則芎歸湯加茯苓、槐花,冷則加茯苓、木香。

參苓白术散　歌云:參苓白术散非常,薏苡砂仁梗炒黃,山藥石蓮甘扁豆,胃虛風毒服須強。

治脾胃虛弱，或致腸[1]風臟毒、下血不已者。

白扁豆一斤，炒　白茯苓　山藥　甘草炙　人參　白术各二斤　蓮子　砂仁　薏苡　桔梗炒黃色，各一斤

右爲末。每服二錢，煎棗湯調下。又方名香梅丸，用烏梅、白芷，百藥煎[2]存性爲丸服，效。

龍香[3]犀角丸　歌云：龍香犀角麥門冬[4]，生熟淮黃五味同，京墨牡連并山藥，茯苓鱉甲見神功。

治[5]一切吐血衄血，咯、吐、咳并痰中見血，後臟腑虛損，恐成勞瘵，服此養真元、生新血、固精髓者也。

生地黃淮　天門冬去心　麥門冬去心，各一兩　熟地黃酒蒸　真京墨火煅烟盡　犀角　牡丹皮去骨　五味子　乾山藥　茯苓去皮　鱉甲酒炙　胡黃連各一兩

右前三味酒浸，同熟地黃共四味，石器內搗極細末，毋犯鐵器。次入後八味末，搜和，煉蜜爲丸如梧桐子大。每服六十丸，空心，白湯送下。

内 傷 門

内傷外傷辯

《内經》論：人之百病，其源皆由于喜怒、飲食、寒溫、勞役所傷而然。元氣者，乃生發諸陽上升之氣，飲食入胃，胃氣有傷，則中氣不足，則六腑陽氣皆絶于外，是五臟之元氣病也。氣傷臟乃病，臟病則形乃應，是五臟六腑真氣皆不足也。惟陰火獨旺，上乘陽分，故榮衛失守，諸病生焉。概其外傷風寒六淫客邪，皆有餘之病，當補水穀。寒熱、飲食不節，中氣不足之病，當補不當瀉。舉世醫者，皆以飲食失節，勞役所傷，中氣不足，當補之証，認作外感，風寒有餘，客邪之病，重瀉其表，使榮衛之氣外絶，而卽喪生于旬日之間也。按《陰陽應象大論》云：天之邪氣，感則害人五

---

1 腸：原誤作“傷”。據《普濟方》卷三十七《大腸腑門》引“香梅丸”改。

2 煎：原脱。據《普濟方》卷三十七《大腸腑門》引“香梅丸”補。

3 龍香：未見用此修飾犀角者，方中亦無此藥。《遵生八箋•靈秘丹藥箋》此方亦無“龍香”一藥。考《陳氏香譜》卷三“龍香劑”乃上等好墨，此方用“京墨”，疑因此取“龍香”爲方名。

4 麥門冬：方中還有“天門冬”，故此處當作“天麥冬”爲好。

5 治：原字漫漶難辨。據文義補。

臓。是八益之邪，乃風邪傷人筋骨，風從上受之。風傷筋，寒傷骨，蓋有形質之拘受病也，係在下焦肝腎是也。肝腎者，地之氣，故《難經解》云：肝腎之氣已絶于内。以其肝主筋、腎主骨，故風邪感則筋骨疼痛，筋骨之絶則肝腎之本亦絶矣，乃有餘之証也。又云：水穀之寒熱，感則害人六腑。是七損之病，乃内傷飲食也。適飲食不節，勞役所傷，濕從下受之，謂脾胃之氣不足，而反下行，極則衝脉之火逆而上，是無形質之元氣受病也，係在上焦心肺是也。心肺者，天之氣，故《難經解》云：心肺之氣已絶于外。以其心主榮，肺主衛，肺絶故皮毛先絶，神無所依。故内傷飲食，則亦惡風寒，皮毛之絶，則心肺之本亦絶矣。蓋胃氣不升，元氣不生，無滋養心肺，乃不足之証也。世之病此者，但有挾痰，有挾外邪，有熱鬱于内而發者，皆當以補元氣爲主計。受病之人，飲食勞役而内傷者極多，外傷者，間而有之。世俗不知，往往將元氣不足之証，便作外傷風傷表實之証，而反瀉心肺，是重絶其表也，安得不喪其生乎？蓋飲食勞倦所傷之病，必氣高而喘，身熱而煩，及短氣上逆，鼻息不調，怠惰嗜臥，四肢困倦不收，無氣以動，亦無氣以言，皆爲熱傷元氣，以甘溫之劑以補元氣，卽是瀉火之藥。凡所受病，押摸之，肌膚間必大熱，必燥熱悶亂，心煩不安，或渴久病必不渴，或表虛惡風寒。慎不可以寒涼藥與之，《經》言：勞者溫之，損者溫之。惟以補中益氣溫藥，以補元氣而瀉火邪，《内經》云溫能除大熱，正謂此也。

木香化滯湯　歌云：化滯名湯用木香，當歸草豆夏生薑，紅花枳實同甘草，此劑由來治内傷。

治因憂氣食濕面，結于中脘，腹皮底微痛，心下痞滿不食。

木香　草豆蔻　甘草炙，各五錢　半夏一兩　當歸梢　枳實炒，各二錢　紅花五錢

右每用五錢，水一鍾半、薑三片、棗一枚，熱服[1]。

升陽順氣湯　歌云：升陽順氣柏參陳，歸夏柴升草豆仁，神麴黃芪并甘草，内傷此治效如神。

治因飲食不節，勞役所傷，腰脅滿悶，短[2]氣，遇春則口無味。

升麻　柴胡　陳皮各一錢　半夏　人參各三錢　黃芪　甘草　柏皮各五分　當歸　草豆蔻各一錢　神麴炒，一錢半

1　熱服：此前未言煎法。據《内外傷辨惑論》卷下"木香化滯湯"作：水二大盞，煎至一盞。
2　短：原誤作"矩"。據《内外傷辨惑論》卷中"升陽順氣湯"改。

右㕮咀。每服五錢，水一鍾半、薑三片，煎取七分，溫服。

參术調中湯　歌云：參术調中五味芪，青桑地骨與陳皮，麥門更入苓甘草，熱喘里傷治所宜。

治瀉熱，止嗽定喘，和脾胃，進飲食。

人參　白术　五味子　黃芪　青皮　桑白皮　地骨皮　陳皮　麥門冬　茯苓　甘草

右等分。水二鍾，煎取八分，溫服。

升陽益胃湯　歌云：升陽益胃獨參羌，半夏連陳甘草良，柴澤苓芪并芍藥，能將此服效非常。

治脾胃虛弱，四肢不收，體重節痛，口苦舌乾，大便不調，小便頻數，不嗜食，食不消。

羌活　獨活　防風各五錢　柴胡　白术　茯苓渴勿用　澤瀉各三錢　黃芪二兩　人參　半夏炙各一兩　白芍藥五錢　陳皮四錢　黃連一錢　甘草一兩[1]

右㕮咀。每服五錢，水煎[2]，入姜、棗溫服。

補中益氣湯　歌云：補中益氣首黃芪，甘草柴參共品題，歸术陳皮參用處，升麻合着是良醫。

治形神勞役，或飲食失節，勞倦虛損，身熱虛煩，頭痛，或惡寒而渴，自汗無力，氣高而喘。

黃芪一錢五分　人參　甘草炙各[3]　白术　當歸身　柴胡　升麻　陳皮各五分

右水二鍾，煎取八分，溫服。

枳术丸　歌云：食多胃口傷，白术枳實將，細末荷燒飯，丸成胃自強。

治痞，消食強胃，食過傷損元氣，以此主之。

枳實一兩炒　白术二兩

右為細末，用荷葉裹燒飯為丸如桐子大。每服八十丸，白湯下。白术者，本意不取其食速化，但久令人胃氣強，食不復傷也。

厚朴溫中湯　歌云：厚朴溫中湯，陳皮與木香，茯苓草豆蔻，甘草又乾薑。

1　甘草一兩：原脱。據此方原出金•李杲《內外傷辨惑論》卷中"升陽益胃湯"補，與本方歌訣合。

2　水煎：此方未言煎法。據《內外傷辨惑論》卷下"升陽益胃湯"作："水三盞、生薑五片、棗二枚，煎至一盞"。

3　各：此下脱劑量。據《脾胃論》卷中"補中益氣湯"：黃芪（一錢）、甘草（五分）、人參（三分）、当歸身、白术（各三分）、橘皮、升麻、柴胡（各二分或三分）。供參考。

治脾胃虛寒，心腹脹滿，及秋冬客寒犯胃，時作疼痛。

厚朴薑制　陳皮各一兩　茯苓　草豆蔻　甘草炙　木香各半兩　乾薑三錢

右爲粗末。每服一兩，薑二片，煎取八分，食前服。論云：戊火已衰，不能運化，又加客寒，聚爲滿痛，散以辛熱，佐以苦甘，以淡泄之，氣溫胃和，痛自止矣。

勞瘵門

骨蒸勞瘵論

勞瘵之証，爲種至多，其始未有不由氣體虛弱，勞傷心腎而得之。蓋心主血，腎主精，人當壯年，氣血完聚，精液充滿，不能適時保養，惟酒色是貪，無有休息，以致耗散真元，虛敗精液，則嘔血咳痰，遂至骨蒸體熱，腎虛精竭，倦憊無力，謂之火盛金衰，病勢已危。兼又醫者不究其源，或投之以大寒之劑，或療之以大熱之藥，大寒則愈虛其中，大熱則愈竭其內，是以絕無取效而多至喪厥生者矣。況此証傳變不同，又有骨蒸、殗殜、復連、屍注，自上至下，相傳骨肉，乃至滅門者有之。其受病，男子自腎傳心，心而肺，肺而肝，肝而脾；女子自心傳肺，肺而肝，肝而脾，脾而腎。五臟復傳六腑，蠱食傷心而遂至斃其源。亦皆由房勞過度，飲食無節，憂思悲傷，有欲不遂，或病後行房，或臨屍哭泣，邪氣一生，遂流傳五臟而不能遏也。況人生以血爲榮、氣爲輔，二者運輔而無壅滯，勞何由生？故勞者倦也，若血氣倦則不運，凝滯疏漏，邪氣相乘。心受之，爲盜汗、虛汗，憂悲恐懼，恍惚不安；腎受之，爲骨蒸，爲鬼交，陽虛，好色愈甚；肝受之，爲瘯癧，脅滿痞聚，拳攣拘急，風氣乘之，爲疼痛；脾受之，爲多思慮慕、清涼不食、多食無味；肺受之，爲氣喘痰涎、睡臥不安、毛髮焦枯。

至于六腑，亦各有証，其要在于開關把胃。蓋人患此疾者，必血氣乾枯、關脉閉也。故先用藥以通其血脉，而後須起胃。蓋五臟皆有胃氣，邪氣附之，則五臟衰弱。若不把胃，則他藥何由而行？故開關把胃，乃治勞妙法也。然必須明陰陽，且如起胃，陽[1]病藥不可過暖，陰病藥不可過涼也。其間証形實多，如夜夢不安，遺精盜汗，思量飲食，食至不進，目睛失白，骨節痛疼，手足心煩，頭髮作滯，臉唇常紅，肌膚不潤，大便閉澀，或時溏利，小便黃赤，或時白濁，項生瘰癧，腹成氣塊，鼻口生瘡，喉舌乾燥，或時喘息，言語氣落，涕唾稠

1　陽：原誤作"湯"。據文義改。

粘,腹脅煩悶,陰中濕疼,陰癢生瘡,轉筋拘急,舌直苦痛,或皮枯痰惡,或忿怒悲啼,難以盡述。若彼手足心煩,口乾舌瘡,小便黃赤,大便秘澀,及熱多喉痛,涎吐黃粘等証,卽是陽病,當用陽病藥劑,以瀉陽而補陰。如遺精夢泄、咳嗽陰疼、大便溏利、小便白濁、飲食不化、胃逆口惡,雖有熱痰,亦惟白色,此卽爲陰病,當用陰病藥劑。既兼諸脉証,審之陰陽,然後施治,無不愈也。

柴胡梅連[1]散　歌云:骨蒸久不痊,柴胡胡黃連,前胡烏梅合,猪脊童便煎。

治骨蒸勞熱,久而不痊,及五勞七傷,虛弱皆治,其效如神。

胡黃連　柴胡　前胡　烏梅各三錢

每服一錢,童便一盞、猪腰一枚、猪脊髓一條、韮根白五分,同煎至七分,去滓溫服。

蓮心散　歌云:參苓术草桔芪桑,五味山蓮丁木香,百合夏歸葛豆芷,杏仁薏麴又乾薑。

治虛勞,或大病後心虛脾弱,盜汗遺精。

人參　白茯苓　蓮肉各一兩　白术　甘草　白扁豆炒　薏苡炒　桔梗炒　乾葛炒　黃芪炒,各一兩　當歸五錢　桑白皮　半夏麴　百合　乾薑炮　山藥炒　五味子　木香　丁香　杏仁　白芷　神麴炒,各一兩

右剉。每服三錢,生薑三片、棗同煎,空心溫服。

樂令建中汤　歌云:樂令前胡與細辛,茯苓半夏等人參,麥門芪橘并甘草,白芍當歸又桂心。

治臟腑虛損,身體消瘦,潮熱自汗,將成勞瘵。此藥退虛熱、生血氣。

前胡一兩　細辛　黃芪　人參　橘皮　麥門冬　桂心　當歸　白芍藥　茯苓　甘草炒,各[2]一兩　半夏七錢

右剉。每服四錢,薑三片、棗一枚,水煎服。

黃芪鱉甲散　歌云:黃芪鱉甲草天門,桑白秦芃生地參,紫菀柴知地骨夏,茯苓桔芍桂相因。

治虛勞客熱,肌肉消瘦,四肢煩熱,心悸盜汗,減食多渴,咳嗽有血。

1　連:原作“蓮”。據以下歌訣及方劑組成中無含“蓮”字藥名,有“胡黃連”。該書常見藥名中“連”字改作“蓮”,當改回,下同徑改。

2　各:原脫。據《太平惠民和劑局方》卷五《治諸虛》“樂令建中汤”補。

生地黃三兩　桑白皮二兩半[1]　半夏三兩半　天門冬五兩　鱉甲醋煮五兩　紫菀二兩半　秦艽二兩三錢　知母　赤芍藥各二兩半[2]　黃芪三兩半　人參　肉桂　桔梗各一[3]兩六錢　白茯苓　地骨皮　柴胡各[4]三兩三錢　甘草二兩半

右剉。每服一兩，水煎服。

十灰散　歌云：十灰荷柏葉，大黃茅根梔，茜根大小薊，棕櫚牡丹皮。

治勞症嘔血、咯血、嗽血，先服此以遏之。

大薊　小薊　柏葉　荷葉　茅根　茜根　大黃　山梔　牡丹皮　棕櫚

右等分，燒灰存性，細研，紙包碗覆地上一夕，出火毒。用時以白[5]藕汁，或蘿蔔搗汁亦可，以汁磨真京墨半碗，調灰五錢，食後服。病輕用此立止，病重出血升斗者，亦如神效也。

保和湯[6]　歌云：保和知貝麥門冬，百合天花款杏仁，薏草兜鈴歸五味，膠蘇桔地菀荷成。

治勞嗽肺燥成痿者，服之神效。

知母　貝母　天門冬　麥門冬　款冬花各三錢　天花粉　薏苡　杏仁炒，各二錢　五味子　粉草炙　兜鈴　紫菀　百合　桔梗各一錢　阿膠炒　當歸　生地黃　紫蘇　薄荷各五分

右以水煎，生薑三片，入飴糖一匙，入藥內服之。每日三服，食後進。一方無百合，有地黃。

血盛，加蒲黃、茜根、藕節、大薊、小薊、茅花[7]；痰盛，加南星、半夏、橘紅、苓、殼[8]、枳實、括蔞實；喘盛，加桑皮、陳皮、大腹皮、蘿蔔子、葶藶、蘇子；熱盛，加山梔、炒黃連、黃芩、黃柏、連翹；風盛，加防風、荊芥、金沸、甘草、細辛、香附；寒盛，加人參、芍藥、桂皮、五味。

保真湯[9]　歌云：保真生熟地歸芪，赤白苓參术芍依，天麥知柴陳地骨，蓮心五味柏甘齊。

1　二兩半：原脫。據《太平惠民和劑局方》卷五《治諸虛》"黃芪鱉甲散"補。
2　各二兩半：原脫。據《太平惠民和劑局方》卷五《治諸虛》"黃芪鱉甲散"補。
3　各一：原作"二"。據《太平惠民和劑局方》卷五《治諸虛》"黃芪鱉甲散"改。
4　各：原脫。據《太平惠民和劑局方》卷五《治諸虛》"黃芪鱉甲散"補。
5　白：原誤作"曰"。據《十藥神書》"甲字號"方改。
6　保和：此乃《十藥神書》"丁字號"方。與原方相比，缺"百部"一味，多"麥門冬、生地"二味。
7　花：原脫。據《十藥神書》"丁字號"方補。
8　苓、殼：據《十藥神書》"丁字號"方，乃"茯苓、枳殼"。
9　保真湯：此乃《十藥神書》"戊字號"方。與原方相比，缺"厚朴"一味，多"蓮心"一味。

治勞症體虛骨蒸，服之神效。

當歸　生地黃　熟地黃　黃芪　人參　白术　赤茯苓　白茯苓各五錢　天門冬　麥門冬　赤芍藥　白芍藥　知母　黃柏炒　五味子　柴胡　地骨皮　甘草　陳皮各二錢　蓮心五分

右以水煎，生薑三片、棗一枚。食後服。

驚悸，加茯神、遠志、柏子仁、酸棗仁；淋濁，加萆薢、台烏藥、猪苓、澤瀉；便澀，加木通、石葦、萹蓄；遺精，加龍骨、牡蠣、蓮須、蓮子[1]；燥熱，加滑石、石膏、青蒿、鱉甲；盜汗，加浮麥子、炒牡蠣、黃芪、麻黃根。

太平丸　歌云：太平知貝麥天門，杏款歸連生地分，墨桔蒲黃膠薄荷，麝香少許蜜多勻。

治勞症咳嗽日久，肺痿肺癰[2]，并宜噙服。

天門冬　麥門冬　知母　貝母　款花　杏仁各二錢　當歸　生地黃　黃連　阿膠炮，各一兩半　蒲黃　京墨　桔梗　薄荷各一兩　北蜜四兩　麝香少許。

一方有熟薑

右將蜜煉和丸如彈子大。食後濃煎薄荷湯，先灌嗽喉中，細嚼一丸，津唾送下，上床時再服一丸。如痰盛，先用飴糖拌消化丸一百丸送下，後卽噙嚼此丸，仰面睡，從其流入肺竅。

消化丸[3]　歌云：消化青礞枳實，白礬白茯南星，半夏枳殼薄荷，橘紅牙皂相成。

治勞証咳嗽，日久肺痿肺癰，痰甚氣喘，與太平丸兼服。

白茯苓二兩　枳實一兩半　青礞石煅黃金色，二兩　白礬枯　橘紅二兩　牙皂火炙，二兩　半夏二兩　南星　枳殼一兩半　薄荷一兩

右爲末，以神麴打糊，丸如梧桐子大。每服一百丸，上床時飴糖拌吞下，次噙太平丸，二藥相攻，痰嗽掃迹除根。

以前六方出勞症。《十藥神書》內用有次第：如嘔吐咯嗽血者，先以十灰散遏住。止血之後，其人必倦其體，次用獨參湯一補，令其熟睡一覺，不要驚動，睡起病去五六分。後服諸藥：保和湯止嗽寧肺，保真丸補虛除熱，太平丸潤肺除痿，消化丸下痰消氣。服此藥後若有嗽，可煮消化丸食之，續煮白鳳膏食之，固其根源，完其根本，病可之後，方可合十珍丸服之。此爲收功起身之妙用也。

1　子：《十藥神書》"戊字號"方作"心"。

2　癰：通"癰"，卽"癰"。下一方劑中之"癰"字同，不另注。

3　消化丸：此方中"白礬、南星"二味脫劑量。

水丘治勞秘方

陽病開關散　　歌云：陽病開關柴麥門，木通桔瀉木香分，秦艽芍藥桑皮草，地骨當歸盡有恩。

陽病諸症，治法已開論內。

柴胡去蘆　桔梗炒　秦艽　麥門冬去心，各五錢　芍藥　木香　澤瀉各一兩　木通五錢　甘草炙，一錢　當歸　桑皮蜜炙　地骨皮各一兩

右㕮咀。每服八錢，水大盞、生薑三片，煎取八分，空心服。小便多卽病去也。

陰病開關散　　歌云：陰病開關歸芍宜，木香桂芷殼相齊，南星甘草功同濟，薑酒童便煎自奇。

陰病諸症，治法已開論內。

當歸　赤芍藥　肉桂　白芷　甘草炙，各[1]五錢　木香二錢　枳殼三錢　南星一錢，去皮，薑汁浸一宿

右㕮咀。每服三錢，薑三片，煎七分，入無灰酒三分、童便三分，又煎七分，溫服。先服此起胃散，一二日後，不問退否，兼玉龍膏服[2]。

起胃散　　歌云：起胃散中白术芪，參苓山藥草瓜隨，沉香白芷同爲劑，勞瘵多端效有歸。

治骨蒸勞瘵，陰陽二候諸証。

白术　黃芪　人參　茯苓　山藥　甘草　木瓜　沉香　白芷

右等分，水二鍾，煎至八分，溫服。

訶黎散　　歌云：訶黎散用訶黎勒，赤茯茱萸榔與歸，更入木香大黃劑，薑煎療瘵總相宜。

治勞瘵咳嗽上[3]氣，陰陽二候諸証。

訶黎勒　赤茯苓　茱萸　檳榔　當歸　木香　大黃

右等分。水二鍾、薑三片，煎取八分，溫服。

烏龍膏[4]　　歌云：烏龍膏內用烏梅，紫菀柴秦生地宜，貝母木香風皂角，制丸陽瘵服爲奇。

治勞瘵，涎唾稠粘，上氣憒滿，痰吐惡心，小便黃赤，口舌乾燥，轉筋拘急，四肢無力，及熱多咽喉不利等陽病。

以後藥共十兩，各爲末用。皂角二十片，去黑皮，醋炙爲末，又二十片湯

1　各：原脫。據《普济方》卷二百三十六引“陰病開關散”補。
2　先服……膏服：凡十九字，疑當在下方“起胃散”之後。然《普济方》卷二百三十六引此方同，存疑不改。
3　上：原誤作“止”。據《普济方》卷二百三十一引“訶黎散”改。
4　烏龍膏：據《普济方》卷二百三十六引“烏龍膏”，本方少“杏仁”一味。

浸去黑皮。又將猪精肉搗爛如泥，和皂角一處，入水五升，細揉。汁入童便三升、好酒一升，併熬如膏，入前藥末爲丸。空心，麥門冬湯下。甚者二十日效。

烏梅　紫菀　柴胡　秦艽　生地黃　貝母各一兩[1]　木香五錢　防風　皂角各一兩二錢

右服法如前。

玉龍膏[2]　歌云：玉龍膏內青蒿子，鱉甲柴胡并木香，白术茯苓歸牡蠣，人參地骨白檳榔。硃砂枳殼烏梅肉，豆豉心和生地黃，更入肉蓉虎頭骨，諸蒸勞瘵效非常。

治勞瘵，遺精夢泄，小便白濁，腹脹咳嗽，目睛失白，骨節疼痛，飲食不化，胃逆口惡，陰疼爲患。

以後藥除豆豉二合、辰砂五錢，共十六兩，各爲末；以杏仁五升，壯者以童便浸，春夏七月，秋冬十月，和瓶日中曬。每日一換新者，日數足，以清水淘，去皮、尖，焙乾。別以童便一升，于銀石器內以文火煮至隨手爛，傾入砂盆，用柳木槌研糊爲膏，細布濾過。入酥一兩、薄荷自然汁二合，攪勻。和前藥用槌搗五百下，丸如梧桐子大。空心，湯下十五丸至三十丸。經久諸証皆愈，進食安臥，面有血色，乃藥行也。忌食莧菜、冷水、生血、雀鴿等物。

青蒿子　鱉甲　柴胡　木香　白术　茯苓　當歸　牡蠣　人參　地骨皮　檳榔　硃砂五錢　枳殼　烏梅肉　豆豉　肉蓯蓉　虎頭骨各一兩

右服法如前。

試效金鱉丸　歌云：金鱉黃連兼枸杞，天麥二冬生熟地，貝母知兮地骨皮，蒸骨勞傷效立取。

治五勞七傷，骨蒸體熱，諸藥無效。

鱉一個重一斤餘　地骨皮　枸杞子　天門冬　麥門冬　知母　貝母　黃連　生地黃　熟地黃

右水四升，煎至二升。另將鱉清水預浸一宿，次日倒懸一宿，次日入藥汁內，煮汁盡爲度，搗爛爲餅，曬乾，研爲細末，煉蜜爲丸如桐子大。每服六十丸，白湯送下無時。

1　各一兩：原脫。據《普济方》卷二百三十六引"烏龍膏"補。
2　玉龍膏：此方所載劑量不全。據《普濟方》卷二百三十六引"玉龍膏"："青蒿子、柴胡　白檳榔（各二兩）　鱉甲、白术、赤茯苓、木香、牡蠣、地骨皮（各半兩）、人參、生地黃（各一兩）、當歸（三錢）、朱砂（一錢）、豆豉心（二合）、虎頭骨、肉蓯蓉（各一兩）。"供參考。

卷之十

錢塘　陳諫直之　類集

虛　損　門

虛損論

《經》曰：精氣奪則虛。又曰：五損因虛，是人之虛損，皆由攝養失宜，起止踰度，心腎水火不降升所致。蓋人精血常爲不足，加之數奪其真，資化失則榮氣乃虛，虛則衛氣不固，精亦滑脫。腎氣竭而陰微，不能與胃氣上升，以接清陽之氣，而元氣下陷，脉卽微弱。如感寒則損陽，陽虛則陰盛，故損自上而下，治之宜以辛甘淡，過于胃則不可治也；感熱則損陰，陰虛則陽盛，故損自下而上，治之宜以苦酸鹹，過于脾則不可治也。自上而損者，一損損于肺，皮聚而毛落；二損損于心，血脉虛少，不能榮于臟腑，婦人月水不通；三損損于胃，飲食不能爲肌膚。自下而損者，一損損于腎，骨痿不能起于床；二損損于肝，筋緩不能自收持；三損損于脾，飲食不能消剋。論曰：心肺損而色蔽，腎肺損而形痿，穀不能化而脾損。感此皆損之，病漸漬之深，皆虛勞之疾。而《難經》脉証又以損脉從上下，至骨痿不能起于床者死；至脉從下上，至皮聚而毛落者死。

其治法又以損其肺者，益其氣；損其心者，調其榮衛；損其脾者，調其飲食，適其寒溫；損其肝者，緩其中；損其腎者，益其精。又須先顧元氣，蓋有因病致虛者。如傷寒、暑、飲食後，或久病所致之類是也；有因虛致損者，如病後形瘁痿弱，勞瘵之類是也。若因病致虛猶爲輕，蓋病勢尚在，元氣未虛也；至于病初愈而復勞，或復飲食勞倦，或房勞、七情六欲，陽痿陰弱，加至羸損，此乃爲重，病勢已過，元氣已索故也。二者更當分治。然虛皆爲陰氣不足。夫天之陽氣爲氣，地之陰氣爲血，氣常有余而血常不足，人之情欲無涯而增虛極者，多在于陰耳。世俗不知，往往補以辛香燥熱之劑，以火濟火，能免實實虛虛之禍邪？《經》曰：形不足者，溫之以氣；精不足者，補之以味。氣屬陽，天之所以食人者；血屬陰，地之所以食人者。戒乎偏勝，非便以溫爲熱也。又曰：損者補之，勞者溫之。此溫乃溫存之溫也，豈以溫爲熱哉？又如：虛則補其母，實則瀉其子。此亦欲權衡之，得其平也。然又有宜補宜瀉者，又在視其病氣之不足、有餘也。若人病勢潮作之時，精神增加，是爲病氣有餘，乃邪氣勝也，急瀉之以寒涼酸苦之劑；如潮作之時神氣困弱，語言無力，爲病氣不足，乃真氣不足也，急補之以辛甘溫熱之劑。又有形氣、病氣兩不足者，此陰陽俱不足也，不可刺之，刺之重不足，重不足則陰陽俱竭，血氣皆盡，五臟空虚,筋骨髓枯者絕,減壯者不復矣。形氣、病氣并有餘者,此謂陰陽俱有餘也,急瀉其邪,調其虛實。故曰:有餘者瀉之,不足者補之。此之謂也。

人參養榮湯　歌云:養榮熟地草陳皮,遠志參苓白术歸,芪芍桂心并五味,泄加龍骨正相宜。

治積勞虛損,四肢骨肉酸疼,吸吸少氣,行動喘喀,腹背強痛,飲食不思,陰陽衰弱,咳嗽下痢,嘔吐痰涎,日漸瘦削。

人參　白术　甘草炙　熟地黃　五味子　茯苓　白芍藥　當歸　陳皮　黃芪　桂心去皮　遠志去心,各等分

右水二鍾、薑三片、棗一枚,煎取八分,空心熱服。

清心蓮子飲　歌云:清心蓮子與參芪,芩草門冬地骨皮,白茯車前石蓮肉,真虛淋濁盡能醫。

治心中蓄積,時常煩燥,因而思慮,勞力抑鬱,小便白濁,夜夢走泄,遺瀝澀痛,便赤如血,上盛下虛,四體倦怠;或因酒色過度,心火炎上,肺金受剋,口舌乾燥,漸成消渴;婦人帶下,睡臥不安。

黃芩　麥門冬　地骨皮　車前子　甘草　石蓮肉　白茯苓　黃芪　人參

右等分。水二鍾,煎取八分,溫冷,食前服。發熱,加柴胡、薄荷。

十全大補湯　歌云:十全大補草黃芪,芎芍人參熟地歸,白术茯苓官桂等,補精養腎總相宜。

治男子、婦人諸虛不足,五勞七傷,不進飲食,久病虛損,時發潮熱,夜夢遺精,面色萎黃;產後虛汗太多,神昏,欲成痙病,服之爲佳。

人參　肉桂去皮　川芎　熟地黃酒洗　茯苓　白术　甘草　川當歸　黃芪　白芍藥

右等分。水二鍾、薑三片、棗二枚,煎至八分,不拘時服。

黃芪鱉甲散　歌云:黃芪鱉甲桂柴參,半夏秦艽芍茯苓,知母天門并地骨,桑皮紫菀桔和中。

治虛勞客熱,肌肉[1]消瘦,四肢倦怠,五心煩熱,口燥咽乾,日夜潮熱,夜夢盜汗,胸脅不利,減食多渴,咳唾稠粘,時有膿血。

---

1 肉:原誤作"宛"。據《太平惠民和劑局方》卷五"黃芪鱉甲散"改。

人參　肉桂去皮,各五分　桔梗　生乾地黃　半夏　紫菀　知母　赤芍藥　黃芪　甘草　桑白皮　天門冬　鱉甲醋炙　秦艽　白茯苓　地骨皮　柴胡各八分

右水二鍾,煎取八分,食遠服。

十四味建中湯　歌云:當歸白术草川芎,芍桂參苓熟地同,川附蓯蓉芪半夏,建中湯入麥門冬。

治榮[1]衛不足,臟腑俱傷,積勞虛損,形體羸瘠,短氣嗜臥,寒熱頭痛,咳嗽喘促,吐嘔痰沫,夜臥汗多,失血虛極,心忪面黑,脾虛食少。

當歸酒制　白芍藥　白术　甘草　人參　麥門冬去心　熟地黃酒洗　川芎　茯苓　肉蓯蓉酒浸　肉桂　附子炮,去皮　半夏泡七次　黃芪

右等分。水二鍾、薑三片、棗一枚,煎取八分,食前溫[2]服。

茯苓補心湯　歌云:補心湯用參蘇飲,芍藥芎歸與地黃,虛熱心煩多震懼,能將此服即安康。

治心虛不安,飲食少進,形倦身熱,煩燥惡寒;女人思慮過度,經忽不行。

茯苓　芍藥　川芎　當歸　熟地黃　前胡　人參　半夏湯泡,薑制　蘇葉　乾葛　枳殼　陳皮　甘草　桔梗

右等分。作一貼,水二鍾、薑三片、棗一枚,煎取八分,食遠服。

補中益氣湯　歌云:補中益氣草參芪,歸术柴升共柏皮,更入陳皮并芍藥,氣虛勞損盡能醫。

治形神勞役,飲食失節,勞倦虛損,身熱而煩,惡寒而渴,自汗無力。

人參　當歸　白术　柴胡　升麻　芍藥　黃芪　甘草　柏皮　陳皮

右各等分。水二鍾,煎取八分,溫服。內有加減。

調元多子方[3]　歌云:調元方內用陳皮,熟地參苓芍术者,山茱柏仲蓯山藥,枸龜[4]知歸虎骨宜,五味破故牛生地,煉蜜爲丸酒服之。

1　榮:原誤作"勞"。據《太平惠民和劑局方》卷五"十四味建中湯"改。
2　溫:原脫。據《太平惠民和劑局方》卷五"十四味建中湯"補。
3　調元多子方:此方無主治,歌訣後緊接配方,當以方名即爲其功效。各藥後之劑量與炮制法原爲大字,現按例改爲小字。下"大造方"同改,不另注。
4　龜:原作"兔"。然方中無含有"兔"字之藥名,且缺少敗龜板相關者,故知"兔"乃"龜"之誤,因改。

熟地黃三兩,肥大沉水、淮慶者佳。酒和,九蒸九暴,竹刀切碎

白术三兩,無油者,麩炒　　當歸二兩,大者有力,酒洗

山茱萸去核,淨肉二兩　　人參用一兩,去蘆

黃耆一兩,微黃色,綿柔者　　白茯苓一兩,堅白者,去皮

肉蓯蓉一兩,刷出浮甲,割去白膜,酒浸一夜,酥炙黃色,竹刀切碎

白芍藥一兩,酒浸一時,炒乾　　枸杞子一兩,甘州者佳

敗龜板三兩,酒浸一夜,酥炙黃,石器搗碎

黃柏三兩,酒浸,春秋一日半,夏一日,冬三日,炒至褐色

杜仲一兩,酒浸,炒去絲　　五味子一兩,肥大者

牛膝一兩,柔潤者,酒浸一宿　　破故紙一兩,炒黃

山藥一兩,白無皮者可　　生地黃二兩,酒浸曬乾,竹刀切碎

陳皮一兩,陳者,泡,去白　　知母二兩,酒浸一宿,炒

虎脛骨一兩,酥炙黃色

右方共藥二十二味,名二至丸。取冬至一陽生、夏至一陰生之義,其效如神。如法制造爲末,取分兩淨數,煉蜜爲丸如梧桐子大。每服八十丸或百丸,無灰酒及鹽湯不拘時送下。

大造方并論與丹溪補天丸頗同

按:紫河車,卽生子胎衣。兒孕胞中,臍繫于胞,受胞之養,胞繫母腰,受母之蔭,父精母血相合生成之精,真元氣所鍾也。夫名爲紫河車者,蓋天地之先,陰陽之祖,胚胎將兆,九九數足,此則載而乘之,故名。其歷驗篇名曰混沌皮,釋氏又謂之佛袈裟,制服有卻疾之功,久服有延年之效,但不可常得之物,或且有嫌忌,故人不知用耳。愚每制此方,惠諸人人,其取功奏效,可應手而得。一人稟氣素弱,陽事大痿,因以河車配他藥爲一方,服不二料,體貌頓易,連生數子。一婦人年近六十,時已衰憊,用河車加補血藥作丸服,甚效,壽至九十,強健如中年人。一人大病,久不能作呼聲,服不數次,呼聲出矣。一人患痿,足不任地,服之半年,病去如失。用于女人尤妙,豈非本所自出,而各從其類耶?若多生女及無子婦,服之而生男者,歷歷可數。病危將絕者,一二服可更生。補益之功,極其至矣,故名大造丸。配合諸藥,俱有至理,并注各藥之下。

紫河車　一具,米泔水洗淨,新瓦上焙乾,爲末。須初生男女爲妙。原方制法,吾依法

服之，微覺燥熱，焙乾火毒未去，莫若蒸熟曬乾。又有用銀器加淡酒，水内蒸化入藥，意者生用氣力尤全。又云：男用女胎，女用男胎。大抵不可必得，男女通用俱可。若婦人壯實，便第二胎亦可。

敗龜板　年久者良。童便浸三日，酥炙黃，二兩。按：此酥炙亦不免火毒。嘗見濟南胡良醫云：龜板童便浸，瓷碗片刮去内外皮膜，蒸熟曬乾爲末，最妙。此當依胡言。

黃柏　去粗皮，鹽酒浸，炒至褐色，一兩五錢。邪火止能動欲，不能生物，俗醫用陽藥滋補，非徒無益，爲害不小。上二味補陽補陰，居最用爲河車之佐。

杜仲　酥炙去絲，一兩五錢。主腎虧精損，腰疼餘瀝。

牛膝　去苗，酒浸，曬乾。一兩二錢。下部之藥，引諸藥而行。

以上四味，足少陰腎經藥，古方加陳皮，名補腎丸。

生地黃　淮慶肥大者，二兩五錢。入砂仁末六錢、白茯苓一塊，重二兩，稀絹同入銀罐内，好酒煮乾，添酒煮七次，去茯苓、砂仁不用。蓋地黃得砂仁、茯苓及黃柏則走足陰，陶尚文以此四味爲天一生水丸，秘而不傳。

天門冬去心，一兩二錢　人參去蘆，一兩　麥門冬去心，一兩二錢。夏月加五味子七錢。

上四味，少陰藥二門冬保肺氣，不令火刑降肺氣，下行腎水，然其性有降無升，得人參則補而降。本草云：主多生子以此也。古方加地黃，名固本丸。只麥門冬、五味子、人參三味，名生脉散。此方配合之意，大抵以金水二臟爲生化之源，加河車以成大造之功。

右藥除地黃，另用木石臼内杵春一日，餘藥各爲末，和地黃膏再搗極匀，酒米糊爲丸如小豆大。每服八九十丸，空心臨睡，淡鹽湯、姜湯任下，寒月好酒尤妙。男子遺精，婦人帶下，并加牡蠣粉一兩五錢。婦人加當歸二兩，去龜板。

何首烏丸　歌云：熟地何首天門冬，知母茯苓酸棗同，更加枸杞山萸肉，煉蜜爲丸卽有功。

補精，烏鬚髮。

熟地黃二兩　何首烏四兩　天門冬　肥知母各二兩　白茯苓一兩，去皮　酸棗仁　枸杞子甘州者　山茱萸肉各一兩

右用旱蓮草一斤取汁，各分浸各藥二周時，取起曬乾。爲細末，煉蜜爲丸如桐子大。每服八十丸，鹽酒空心送下，日進二次。不可見鐵器之物。

烏鬚丸　歌云：没石蓮花五加皮，生熟地黃槐角依，中年須鬢班白者，服之一月效有奇。

治未中年鬚鬢班白者，服之一月，反黑。

没石子六個,三雌三雄　蓮花蕊　五加皮　生地黃　熟地黃　槐角子各三兩

右用好酒拾斤,浸拾日,曬乾。爲細末,煉蜜丸如桐子大。每服八十丸。將浸藥原酒溫熱,食遠送下。不可見鐵器之物。

瓊玉膏[1]

新羅人參二十四兩　生地黃二十六斤,淨洗,搗取汁八斤　白茯苓四十九兩　白沙蜜二十斤

將人參、茯苓搗爲細末,蜜用絹濾過,地黃取自然汁,搗時不用鐵器,取汁去滓調過,用藥一處拌勻。入罐內,用淨紙二三十重封閉,懸掛湯內,用桑柴火煮三晝夜。取出,用蠟紙包封瓶口,入井內去火毒,一伏時。取出,再入舊湯內煮一日,出水氣。取三匙作三盞,祭天地,拈香設拜。每日晨朝,以二匙溫酒化服。不飲酒者,白湯化之。此膏塡精補髓,血滿髓實,萬神具足,五臟盈溢,髮白變黑,齒落更生,返老還童,夜無夢想,開通強記,神識高邁,功效不可具述。

加味補陰丸　歌云:補陰知母芍當歸,黃柏陳皮又敗龜,牛膝瑣陽兼熟地,用之虎骨足扶頹。

降陰火,滋腎水,利腰膝,壯筋骨。

黃柏四兩　知母　熟地黃　敗龜板酥炙　牛膝　當歸各二兩　芍藥　瑣陽　陳皮　虎骨各一兩,酥炙

右爲細末。毋犯鐵器,酒煮羊肉丸如梧桐子大。每服五六十丸,淡鹽湯送下。

自　汗　門

自汗論

心之所藏,在內者爲血,發于外者爲汗。蓋汗乃心之液,而自汗之証,未有不由心腎俱虛而得者。故陰虛陽必湊,發熱而自汗;陽虛陰必乘,發厥而自汗。此陰陽偏勝所致也。然所謂自汗者,無問昏醒,浸浸自出。若睡著汗出,覺而隨止,即名盜汗,心虛所致。勞役而動,因以出汗,非自汗也。內因之脉,

---

1 瓊玉膏:此方原無歌訣。

多微而澀，澀而虛，虛而弱。治之斂心氣，溢腎水，升降水火，汗自止矣。然有傷寒而自汗者，邪氣干衛氣，不因發散所致。又有傷寒盜汗，非若雜病之虛，是由邪氣在半表半里使之然也。此邪氣侵行于里，外連表邪，及睡則衛氣行于里，乘表中陽氣不緻，津液得泄，故但睡而汗出，覺而氣散于表而汗止矣，悉當和解而已。有手足汗出者，胃主四肢，陽明之証也，陽經邪熱傳併陽明，陽明爲津液之主，病則自汗。有頭汗出者，亦屬陽明，蓋邪搏諸陽，津液上蒸，見于頭也。以實表活血清利爲先。而丹溪亦言自汗屬氣虛、血虛、陽虛、痰濕者，俱自汗之原也，治宜各從其類。

玉屏風散　歌云：散號玉屏風，黃芪白术同，防風成劑服，自汗有神功。

治自汗。

黃芪　白术　防風各二錢

右爲一貼，水二鍾，煎至八分，去滓，食遠溫服。

濟生黃芪湯　歌云：黃芪湯入草歸苓，熟地天門五味成，小麥麻黃根肉桂，防風同劑汗隨寧。

治喜怒驚恐，房室虛勞，致陰陽偏虛，或發厥自汗。

黃芪　當歸　熟地黃　天門冬　五味子　小麥　麻黃根　肉桂　防風　白茯苓　甘草[1]各等分

右爲一貼，水二鍾、棗一枚，煎至八分，食遠溫服。

當歸六黃湯[2]　歌云：六黃湯內用當歸，生地苓連熟地隨，更入黃芪并黃柏，身多自汗服無危。

治自汗、盜汗。

當歸　生地黃　黃芩　黃連　熟地黃　黃芪　黃柏

右水二鍾，煎取八分，食遠溫服。

大補黃芪湯　歌云：大補黃芪五味苓，防風白术與歸參，川芎桂草茱萸肉，熟地同湯汗可禁。

1　白茯苓　甘草：二味原脫。據南宋·嚴用和《嚴氏濟生方·諸汗門》“黃芪湯”補，與上方歌訣合。

2　當歸六黃湯：原方未出劑量。《蘭室秘藏》卷下“當歸六黃湯”作：六味等分，黃芪加倍。供參考。

治自汗，斂心氣，溢腎水，補不足，實表里。

黄芪　白术　五味子　人參　茯苓　防風　當歸　川芎　官桂　山茱萸
肉　熟地黄　甘草

右各等分，水二鍾、棗二枚，煎取八分，食遠溫服。

痟 渴 門

痟渴論

人之腎，實主乎水，膀胱爲津液之府，所以宣行腎水，上潤于肺，故識者
肺爲津液之臟，自上而下，三焦臟腑皆囿乎真水之中，《內經》以水之本在腎，
末在肺者，此也。真水不竭，安有所謂渴哉？又曰：二陽結，謂[1]之消脉。人
惟淫欲恣情，酒食無節，酷嗜炙煿、鹹酸、甘肥、腥膻之屬，復以丹砂玉石濟其
私，于是炎火上薰，臟腑生熱，燥爍熾盛，津液乾枯，結而不潤，故渴飲水漿而
不能自禁也。蓋其熱氣上騰，心虛受之，心火散漫，不能收斂，胸中煩燥，舌
赤脣紅，此渴引飲常多，小便數而少，病屬上焦，謂之消渴；熱蓄于中，脾虛受
之，伏陽蒸胃，消穀善肌，飲食倍常，不生肌肉，此渴亦不甚煩，但欲飲冷，小
便數而甜，病屬中焦，謂之消中；熱伏于下，腎虛受之，腿膝枯細，骨節酸疼，
精走髓空，引水自救，此渴水飲不多，隨即溺下，小便濁而有脂液者，病屬下
焦，謂之消腎。此三消者，其燥熱同也。又有言心肺氣厥而渴者，有言肝痺而
渴者，有言脾濕而渴者，有言腎熱而渴者，有言胃與大腸二陽結熱而渴者，有
言脾痺而渴者，有言小腸脾熱而渴者，有因病癉而渴者，有因肥甘美食而渴
者，有因醉飽入房而渴者，有因遠行勞倦遇大熱而渴者，有因傷害胃乾而渴
者，有因病風而渴者。雖五臟之部分不同，而其病之爲燥熱亡液則一也。又
若强中消渴，其斃可立待者，又何言哉？

大率治此疾者，必宜補腎水陰寒之虛，而瀉心火陽熱之實，除腸胃燥熱之
甚，濟身中津液之衰，使道路散而不結，津液生而不枯，氣血利而不澀。則病
日已矣，豈不以滋潤之劑養陰，以制燥滋水而充液也哉？何世之論消渴者，多
不知其意而欲行暖藥以補元氣？殊不知腎水屬陰而本寒，虛則爲熱；心火屬

---

1 謂：原作"胃"。據《素問·陰陽別論篇》改。

陽而本熱，虛則爲寒。若腎水陰虛，則心火陽實，是謂陽實陰虛而上下俱熱
矣。以彼之言，但見消渴數溲，遂言爲下部寒爾，豈知腸腎燥熱怫鬱使之然
也。且夫寒物屬陰，能養水而瀉心；熱物屬陽，能養火而耗水。今腎水旣不勝
心火，則上下俱熱矣，又將以熱藥養腎水，而欲令勝心火，有是理耶？

和血益氣湯　歌云：益和氣血杏麻黃，生地桃仁知母羌，升柏連柴歸防己，紅花甘草
石膏強。

治痟渴飲水不能自禁，血澀而不利，胸中煩燥，小便數而少。

麻黃　杏仁　生地黃　桃仁　知母　羌活　升麻　黃柏　黃連　柴
胡　當歸　防己　紅花　甘草　石膏各等分

右爲一貼，水二鍾，煎取八分，去滓，食遠溫服。

黃芪六一湯　歌云：六一黃芪方古有，一分甘草六分芪，更加一棗煎成服，男女諸虛
盡可醫。

治男子、婦人諸虛不足，胸中煩悸，時常消渴，或先渴而後發瘡，或病癰疽
而後渴者，并治之。

黃芪　甘草

右等分[1]，水二鍾、棗一枚，煎取八分，溫服。

地黃飲子　歌云：地黃飲子有神功，生熟淮黃參草同，石斛黃芪并枳實，枇杷澤瀉麥
門冬。

治消渴，咽乾面赤煩躁。

生淮黃　熟淮黃　人參　甘草　石斛　黃芪　枳實　枇杷　澤瀉　麥門
冬　生地黃各等分

右爲一貼，水二鍾、棗一枚，食遠溫服。

麥門冬飲子[2]　歌云：麥門飲子加生地，五味人參葛茯神，知母蔞仁并甘草，膈消煩
渴卽時寧。

治膈消[3]胸滿，津液乾少，知氣多爲消渴。

生地黃　五味子　人參　甘葛　茯神　知母　麥門冬　瓜蔞仁　甘草

1　右等分：方名曰“黃芪六一散”，歌訣云：“一分甘草六分芪”，此“右等分”當有誤。《普
　　濟方》卷二百八十八“黃芪六一散”作：黃芪六兩，甘草一兩。供參考。
2　麥門飲子：此方與卷九之“麥門冬飲子”名同而方組主治并不同。
3　消：原作“清”。據上方歌訣及文義改。

右各等分。爲一貼,水二鍾,煎取八分,食前溫服。

黃芪湯　歌云:黃芪湯用麥門冬,生地天花五味從,更入茯苓并甘草,清消潤渴有奇功。

治消渴煩燥,舌赤唇紅,津液枯燥。

黃芪　麥門冬　生地黃　天花粉　五味子　茯苓　甘草

右各等分,水二鍾,煎取八分,去滓溫服。

簡易天花元　歌云:簡易宣連牡蠣煅,苦參知母及天花,辰砂鐵粉金銀箔,蘆薈藕之扁豆加。

治三消神效。

淨宣連三兩,童便浸三宿,焙　白扁豆薑制,去皮,炒,二兩　辰砂別研,一兩　牡蠣煅,半兩　鐵粉是初治生鐵,有黃窠內黑灰是。別研,一兩　知母　苦參　天花粉各半兩　蘆薈一錢　金銀箔各二十片

右爲細末,生瓜蔞根汁一合,同煉蜜爲丸如梧子大。每服七十丸,空心,麥門冬湯下。

卷 之 十 一

錢塘　陳諫直之　類集

瘧　　門

瘧証論

《素問》云：瘧生于風。又云：夏傷于暑，秋必病瘧。由脾胃虚而有痰，外冒六淫，陰陽交爭，虚實更作而成也。其發始于毫毛欠伸寒慄，頭與腰脊俱痛，或先寒後熱，先熱後寒，或熱多寒少，寒多熱少，或單熱單寒。其發有時者，其邪客于風府，循膂而下，衛氣一日一夜必大會，故一日一作常晏也，爲易治。或間日或三日一作，衛氣行風府，日下一節，二十日至尾骶，以入脊内，注于伏衝脉，出于缺盆中，其氣既上，故病稍早發。其間日發者，由邪氣内薄五臟，其氣深，其行遲，間日難治。三日尤難治也，夫三日一作者，陰經受病也，作于子、午、卯、酉，少陰瘧也；作于寅、申、巳、亥，厥陰瘧也；作于辰、戌、丑、未，太陰瘧也。又寒瘧屬太陽，熱瘧屬陽明，風瘧屬少陽。

瘧得于暑，當汗而解。或因取涼太過，汗鬱成痰。其初感也，弱者即病；胃氣強者，伏而不動。至于再感，復因内傷，其病乃作，宜其難差。夫感暑與風，皆外邪也，非汗多不解。又有感病極深，邪氣必自藏傳出至府，其發無時。若發于午之後、寅之前者，血受病也；二日連發，住一日者，氣血俱病也。故治此病者，春夏易，秋冬難，在陽分易，在陰分難，又當以寒熱多寡分經絡而治。蓋傷在陽者遲而暴，傷在陰者遠而深；在氣則發之早，在血則發之晏；淺則日作，深則間之。此雖分在陰在陽，是乃淺深之謂，皆當從汗而解也。又邪氣深入陰分、血分而成久瘧者，必當用升發之藥，自藏而出之于府，然後自表作汗而解。若用下藥，則邪氣愈陷下而難出也。又久瘧之人，正氣虚者，不可用劫藥，恐損其胃氣也。若有瘧母，必須毒藥消之，行氣消堅爲主。又有食瘧、痰瘧、疫瘧、瘴瘧、牝瘧、牡瘧者，皆當隨証而思其所以治之也。俗稱瘧爲脾寒，此亦有理，蓋由暑盛陽極人，伏陰在内，脾困體倦，腠理開發，或因取涼而微寒客于肌肉，或勞役饑飽内傷而即病作，故指肌肉屬脾，發則惡寒戰慄，乃謂之脾寒耳。古人辨瘧不得爲脾寒者，正恐人專于温脾之説，不明造化之源，而失病機氣宜之要也。

常山飲　歌云：常山飲入草烏梅，知母良薑草果宜，瘧疾不痊如癆病，侵晨煎服效須臾。

治瘧疾。蓋因外邪客于風府，生冷之物，内傷寒熱，獨作寒則肢體顫掉，熱則舉身如燒，頭疼惡心，飲食少進，口苦咽乾，漸成勞瘧。

知母　川常山　草果　甘草炙　良姜各一錢　烏梅五個，去仁

右水二鍾、薑五片、棗一枚，不拘時，去滓服。

萬安飲　歌云：萬安草果及青皮，柴草常山厚朴梅，更入檳榔薑五片，水煎加酒效爲奇。

治瘧久不愈，寒熱大作。

草果　青皮　柴胡　甘草　常山　厚朴　檳榔

右水、酒各一鍾、薑五片、烏梅一個去仁，露一宿，臨發日早，溫服。

清脾湯[1]　歌云：清脾湯用草柴胡，白术黃芩草果扶，半夏茯苓青厚朴，脉成弦數亦將蘇。

治瘴[2]瘧，脉來弦數，成熱多寒少，口苦舌乾，小便赤澀，或熱不寒。

青皮　白术　柴胡　厚朴薑制　茯苓　黃芩　半夏薑制　草果仁

右水二鍾、薑三片、烏梅一枚，煎至八分，未發前併進三服。

七寶飲　歌云：七寶飲中草果仁，烏梅白术與參陳，茯苓半夏并甘草，瘧疾驅除效若神。

治久瘧，心膈有痰，或先寒後熱，不問鬼瘧、食瘧。

草果仁　白术　人參　陳皮　茯苓　半夏　甘草各一錢

右水、酒各一鍾、薑三片，煎至一鍾，露一宿，如法再煎一鍾。發日，面東溫服。

四獸飲　歌云：四獸飲湯加白术，陳皮甘草夏參苓，烏梅草果生薑棗，瘧疾加侵服自寧。

治五臟氣虛，喜怒不節，致陰陽相勝，結聚涎飲，與胃氣相搏而發瘧。

人參　白术　茯苓　甘草　陳皮　草果　烏梅去仁　棗子　半夏薑制　生薑各等分

右爲一處，以鹽少許淹。食飯時紙裏數重，慢火煨香熟，水一盞，煎取七分，未發前併進數服。

鱉甲飲子　歌云：鱉甲川芎厚朴芪，烏梅白术與陳皮，檳榔草果并甘草，薑棗同煎瘧可醫。

1　清脾湯：原方未出劑量。據《世醫得效方》卷二“清脾湯”作：各等分，每服四錢。供參考。

2　瘴：原誤作“瘵”。據《世醫得效方》卷二“清脾湯”改。

治瘧久不愈，腹中結塊，名曰瘧母。

鱉甲　白术　黄芪　厚朴　川芎　陳皮　檳榔　白芍藥　草果　甘草

右等分。水二鍾、薑三片、棗一枚、烏梅半個，煎取八分，食遠服。

痢門　又名滯下

痢証論

古方滯下卽痢疾，多由脾胃不和，飲食過度，停積于脾胃，不能尅化，又爲風寒暑濕之氣干之，故爲此疾。有氣虛兼寒熱，有食積，有風邪，有熱，有濕，有陽氣下陷，而感受不一。其在皮膚之分屬金，故色白也；次在血脉之分，屬心火，故爲血也，或赤，熱深甚也；在肌肉屬脾土，故作黄膿；在筋部屬肝，故其膿色帶蒼；深至骨屬腎水，故紫黑血出也。各隨五臟而見五色，是其標也，本則一出于熱，但分淺深而已。又風喜傷肝，肝主血，下清血者爲風也。濕喜傷脾，而取下如豆汁。蓋脾胃爲五穀之海，無物不受，常兼四臟，而豆汁之色如五色之相雜，故下如豆汁者爲濕也。

凡此泄痢，有里急後重者，有腹痛甚者。蓋里急後重，其証不一，有因火熱，有因氣滯，有因積壅，有大腸氣降而爲氣虛，有虛坐努責而爲血虛者。大要火熱者寒之清之，氣滯者調之，積滯者去之，氣虛而降者升之，血虛者補之，各察其所因也。至于腹痛亦然，有因内氣鬱結不行所致，理宜行氣散鬱爲先。亦有挾寒、挾火熱積滯、血虛者，又宜隨証處治可也。河間深辨，不當以赤白分冷熱，乃屬肺金心火之化，而治以辛苦寒之劑，或微加辛熱爲佐。蓋辛能發散，開通鬱結，苦能燥濕，寒能勝熱，使氣宣平而已。但世之患此疾者，赤白居多，今既以不當分冷熱爲治，若專以辛苦寒退熱，此則治本之法，所謂心火肺金之化者，抑有別歟。蓋心主血，肺主氣。白屬肺金，此氣受病也；赤屬心火，此血受病也；赤白相雜，血氣俱受病也。知此，則肝青、脾黄、腎黑，亦可得而互明矣。夫河間則以爲諸痢一出于熱，然考之《内經》，蓋亦有寒者在，但熱多而寒少也。丹溪則亦以爲，有挾虛挾寒之証。但世之《局方》，不辨三因，專用澀熱之藥，其失甚矣。至專用苦寒疏下之藥，則亦未甚爲當，何則？蓋病有虛實，治有先後。若病氣暴至，元氣壯實，積滯膠固，須宜下之；病久氣脱，腸胃虛滑不禁者，亦宜溫之、澀之。大抵治痢當從仲景、河間之法，可溫則溫，可下則下，或解表，或利小便，或待其自已。河間分別在表在里、挾風挾熱挾寒等証，後之作者，無越于斯。但氣血一條未嘗立論，其于芍藥湯下有曰：血行則便自愈，調氣則後重除。蓋謂溲便膿血之滯也，故曰行血自愈；奔迫後重之實也，故曰調氣自除。但膿血赤白亦有氣病、血病之分，後重里急亦有氣實、血虛之異，學者又不可不察。又有一家之內，上下傳染，長幼相似，是疫毒痢也，治法固當察其運氣之相勝及虛實冷熱，隨証而用之。又有飲服冷酒寒物、房室勞傷精血而成久毒痢，則宜消化毒食以保衛之。若痢而能食，知胃未病也。若脾胃濕熱之毒薰蒸清道而上，以致胃口閉塞而成禁口之証，理宜除胃口之邪熱以通心氣可也。

治痢十法

痢有惡寒發熱、身首俱痛，此爲表証，宜微汗和解，用蒼、芎、陳、芍、甘草之劑；其或腹痛後重，小水短，下積，此爲里証，宜和中疏氣，用炒殼、制朴、芍、陳、滑、草之劑。其或下墜異常，積中有紫黑血而又痛甚，此爲死血証，法當用擂細桃仁、滑石行之。或口燥及大便口燥辣，是名挾熱，卽加黃芩；或口不渴、身不熱、喜熱手熨燙，是名挾寒，卽加乾薑。其或下墜在血活之後，此氣滯証，宜于前藥加檳榔。一[1] 其或仕下則纏住，在上則嘔食，此爲毒積未化，胃氣未平証，當認其寒則溫之，熱則清之，虛則用參、术補之，毒解積下，食將自進；其或力倦，自覺氣少惡食，此爲挾虛証，宜加白术、當歸身尾，甚者加人參，又重者止用此一條加陳皮補之，虛回而痢自止；其或氣行血和，積少，但虛坐努責，此爲無血証，倍用當歸身尾，卻以生芍藥、生桃仁佐之，復以陳皮和之，血生自安。其或纏墜退減十之七八，穢積已盡，糟粕未實，當炒芍藥、炒白术、炙甘草以服之。其或利後糟粕未實，或食粥稍多，或饑甚方食，腹中作痛，切忌驚恐，當以陳皮、白术各半湯和之自安。其或久痢後體虛弱，滑下不止，又當以藥澀之。謹錄丹溪治法于此。

芍藥湯 歌云：芍藥湯中用木香，黃芩官桂及檳榔，歸連甘草將軍共，血痢消疼服自強。治下痢膿血，里急後重，腹痛作渴，日夜無度。

---

1 一：此字疑衍。

芍藥三錢　黃芩　當歸　黃連各二錢半　甘草炙,一錢　木香　檳榔　官桂各一錢五分　大黃二錢

右水二鍾,煎取八分,溫服。如虛人痢久,去大黃。内除官桂、甘草,又名**遵¹滯湯**。

當歸芍藥湯　歌云:當歸芍藥痢中湯,枳殼黃芩與木香,更入黃連并厚朴,腹疼虛坐即時強。

治下痢努責疼痛,虛坐而不了者。

當歸　芍藥　黃芩　黃連　枳殼　厚朴各等分　木香少許

右水二鍾,煎取八分,去滓服。

地榆散　歌云:地榆赤芍茯苓歸,粟殼乾薑草葛隨,脾胃氣虛并冷熱,白紅痢証盡能醫。

治脾胃氣虛,冷熱不調,下痢膿血,赤多白少,里急後重,口燥煩渴,小便不利,純下鮮血。

地榆炒　乾葛各七分　茯苓去皮　赤芍藥各八分　乾薑六分　當歸八分　甘草炙　罌粟殼蜜炙,一錢

右水二鍾、薑三片,煎至七分,不拘時服。

胃風湯　歌云:胃風湯用桂參芎,芍藥歸苓白术同,粟米百餘煎入内,腸鳴腹痛有神功。

治風冷乘虛入客腸胃,水穀不化,泄瀉注下,腹脅疞痛,腸胃濕毒,下如豆汁,或下瘀血,日夜無度。

白术　川芎　人參　白芍藥　當歸　肉桂　茯苓各等分

右水二鍾、粟米百餘粒,煎取七分,去滓,空心熱服。

御米湯　歌云:御米乾薑草茯苓,罌房厚朴共人參,烏梅大棗加薑片,下痢無時服便寧。

治久患痢疾,或赤或白,臍腹疞痛,里急後重,發歇無時,日夕無度;及下血不已,全不入食,并皆治之。

厚朴去皮,薑制　罌粟殼蜜炙　白茯苓　甘草炙,各²一錢　人參　乾薑炮³,各七分

---

1 遵:疑爲"導"字之形誤。
2 炙,各:原作"各炙"。據文義乙轉。
3 炮:原誤作"泡"。據《太平惠民和劑局方》卷六"御米湯"改。

右水二鍾、薑三片、棗三枚、烏梅一個去仁，煎取八分，食前服。

真人養臟湯　歌云：養臟訶黎與木香，當歸白术芍同方，人參肉豆罌房草，治痢科中此最良。

治大人、小兒腸胃虛弱，冷熱不調，臟腑受寒，下痢赤白，或便膿血，有如魚腦，里急後重，臍腹疼痛，日夜無度，胸脅脹滿，全不思食，脱肛墜下，并皆治之。

人參　當歸　白术　肉桂　甘草各四分　肉豆蔻面煨　白芍藥　木香　訶子去核　罌粟殼蜜炙，一錢二分，去蒂

右水二鍾、薑三片、棗一枚，煎取八分，食前溫服。

霍 亂 門

霍亂論

霍亂之候，揮霍變亂，起于倉卒。多因内有所積，外有所感，或挾食傷寒，陰陽乖隔，上吐下利而燥擾痛悶，是其候也。偏陽則多熱，偏陰則多寒，此証惟夏秋令居多，皆由觸冒暑濕二氣，或因夫生冷瓜果所傷，故令肚腹疼痛，上攻心胃，故先利而後吐，或先吐而後利。吐利既作，五臟俱損，脾胃之氣衰敝，切莫輒與穀食。若吐瀉不徹，猶當吐提其氣，極是良法。其有乾霍亂者，上不得吐，下不得利，所傷之物，擁悶正氣，心腹脹滿，頃刻之間，多致悶絶。有濕霍亂者，蓋以所傷之物，或因吐利而盡泄出則止，故死者少也。治之惟在溫暖，更詳別三因以調之。若夫傷寒霍亂轉筋身熱者，亦由脾胃多受濕熱，中焦氣滯，或因冷飲，或傷冷水，或感濕氣，冷熱不調，水火相干，陰陽相搏，上下相離，榮衛不能相維，故轉筋攣痛，經絡亂行，暴熱吐瀉。中焦，胃氣所主也。或曰熱無吐瀉，止是停寒者，誤也。但寒者脉沉細而遲，熱者脉實大而數。又有内因損氣，亡液過多，則脉亦[1]能實數而反遲緩，雖爾亦爲熱也。惟脉浮洪者可治。微而遲，氣少不語者，爲難治。又曰：霍亂主乎陽明，陽明者，胃、大腸也，陽明爲水穀氣血之海，主潤宗筋，既損則宗筋失養，故令轉筋入腹也。

訶子散　歌云：訶子散中甘草陳，乾薑厚朴最爲神，茯苓草果酒神麯，霍亂交侵此最珍。

---

1 亦：原誤作"赤"。當爲"亦"之形誤，據文義改。

治心脾冷痛，霍亂吐利，如神。

訶子　茯苓　草果　神麴　厚朴　乾良薑　陳皮　甘草

右各等分。水二鍾、薑三片，煎取八分，食遠熱服。

七氣湯[1]　歌云：七氣名湯芍藥參，陳皮半夏紫蘇苓，更加厚朴并官桂，霍亂之危卽可寧。

治七氣鬱結，五臟互相刑[2]尅，陰陽不和，揮霍亂，吐利反作。

厚朴薑制　茯苓　陳皮各一錢　人參五分　桂心　半夏薑制　白芍藥　紫蘇葉

右水二鍾、薑七片、棗一枚，煎取八分，空心熱服。

四逆湯　歌云：四逆湯中附子歸，桂心通草與茱萸，細辛芍藥并薑草，霍亂將危亦可醫。

治七氣發鬱，致藏氣刑尅，陰陽反矣，痞滿噎塞。

當歸　附子　桂心　通草　茱萸　甘草　細辛　芍藥　乾薑

右等分。水二鍾、薑五片，煎取八分，去滓熱服。

漿水散　歌云：漿水散中加半夏，乾薑附子桂非常，更同甘草良薑劑，漿水煎成服見康。

治暴泄如水，周身汗出盡冷，脉弱不能語言，甚者加吐。

半夏　乾薑　附子　桂心　良薑　甘草

右漿水二鍾、薑五片，煎取八分，溫服。

泄　瀉　門

泄瀉論

　　臟腑泄瀉，其証多種，有飱泄、溏泄、洞泄、濡泄、溢泄、水穀注下。要皆主乎脾胃冷熱相雜，兼以風濕乘其脾土，不能健運水穀；或外感風寒暑濕，或內傷生冷酒食，或七情內鬱而致然也。《經》云：春傷于風，夏必飱泄。蓋春

1　七氣湯：本書收入三个不同的七氣湯。分别位于"氣門""心痛門""霍亂門"，要注意三者不同的主治與組成。此方後四味未出劑量，《世醫得效方》卷四《霍亂》"七氣湯"之主治與用藥均相同，前四味之劑量與此頗不同，不能據補。
2　刑：原誤作"形"。據《世醫得效方》卷四《霍亂》"七氣湯"改。

時肝木自旺，不能受邪，而反移氣尅于脾土，脾既受尅，不能運化，因成積滯，至夏復感發動，則爲飧泄。又云：濕勝則濡泄。寒甚則爲泄，暑熱盛之亦爲泄。至于七情感動，藏氣不平，亦致溏泄。凡此，泄瀉色白，小便澄澈，寒也；如青、黃、紅、紫、黑而小便赤澀，熱也。是知寒少熱多，寒則不能久也。若太陰經受濕而爲泄，虛滑身重微滿，不知穀味，久則防變而爲膿血。脾經傳腎，謂之賊邪。若先利而後滑，謂之微邪。此皆脾土受濕之所爲也。有厥陰經下利不止，手足厥逆，涕唾膿血，此有表邪縮于內，當瀉表邪而愈。如寒氣在腹，攻刺作痛，洞下清水，腹內雷鳴，米飲不化者，寒而泄也；糞色赤黃，肛門焦痛，糞出穀道，猶如湯澆，煩渴，小便不利者，以熱而泄也；有因飲食過多，致傷脾氣，遂成泄瀉，其人必噫氣如敗卵臭；有因脾氣久虛，不受飲食，食畢即腸鳴腹急，盡下所食物方纔寬快。

　　此其病形各異，而治法在于寒則溫之，風則散之，熱則清之，濕則分利之，先理中焦，分利水穀，然後用以斷下。惟飲食停滿，直須消利，不可補虛澀腸而不溫散風邪，邪得補而愈盛，爲痢爲脹，不可過矣。又云：小腹不滿者，是濕；飲食入胃，不住，或完穀不化者，是氣虛；腹痛，瀉水腸鳴，痛一陣，瀉一陣，是火；或瀉，時或不瀉，或多或少，是痰；腹痛甚而瀉後痛減者，食積也。

　　實腸散　歌云：實腸散用草砂仁，肉豆木[1]香厚朴陳，訶子茯苓并蒼术，隨宜療瀉效如神。

　　治脾受濕，不欲飲食，飧泄，大便溏利不實。

　　甘草　砂仁　肉豆蔻　木香　厚朴　陳皮　訶子　茯苓　蒼术各等分

　　右水二鍾、薑三片，煎取八分，食遠溫服。

　　正氣衛生湯[2]　歌云：正氣衛生加草陳，藿香厚朴與芎辛[3]，茯苓半夏同蒼术，泄瀉名湯此最珍。

　　治濕熱，氣虛困弱，腹脹惡心，食少久泄。

　　陳皮　甘草　藿香　厚朴　川芎　茯苓　半夏　蒼术

1　木：原誤作"呆"。本草無名"呆香"者，據此下方劑組成有"木香"改。

2　正氣衛生湯：此方未出劑量。

3　辛：方劑組成未見有與"辛"相關藥名，可能是爲押韻而添之字。

右水二鍾、薑三片，煎取七分，食遠溫服。

桂苓甘露飲[1]　歌云：桂苓甘露飲，滑石與山精，寒水同豬澤，暑傷效至靈。

治五心熱，口渴，小水不利，泄瀉。

官桂　茯苓　滑石　白术　寒水石　豬苓　澤瀉

右水二鍾，煎取七分，空心服。

經驗治中湯　歌云：經驗治中薑白术，陳皮之內淨青皮，砂仁芍藥并神麯，甘草人參劑必奇。

治脾胃不足，飲食不節，腸鳴腹痛，泄瀉注下。

乾薑炒　白术　淨青皮　陳皮　砂仁各一兩　人參半兩　芍藥　神麯炒　甘草炒，半兩

右水二鍾、薑三片、棗二枚，煎取八分，溫服。

黃芪補胃湯　歌云：黃芪補胃用柴胡，白术陳皮益智乎，訶子人參并肉蔻，茯苓神麯草相扶。

治一日大便三、五次，溏而不多，有時泄瀉，腹中鳴。

黃芪　柴胡　人參　白术　陳皮　益智　甘草　白茯苓　肉豆蔻　訶子肉　神麯炒

右等分，水二鍾、薑三片，煎取八分，食遠溫服。

1　桂苓甘露飲：此方未出劑量。

卷之十二

錢塘　陳諫直之　類集

水　腫　門

水腫論

人之所以爲生，水與穀而已，水則腎主之，土穀則脾主之。惟腎虛不能行水，惟脾虛不能制水。胃與脾合氣，胃爲水穀之海，又因虛而不能傳化焉，故腎水泛溢，反得以浸漬脾土，于是三焦停滯，經絡壅塞，水滲于皮膚，注于肌肉，而四肢身面俱腫矣。又謂，《經》曰：諸濕腫滿，皆屬于脾。諸腹脹大，皆屬于熱。故水腫者，濕熱之兼，非特脾虛不能制水也。其狀目胞上下微起，肢體重着，咳喘怔忡，股間清冷，小便澀黃，皮薄而光，手按成窟，舉手卽滿，皆是也。有熱者，水氣在表；無熱者，水氣在里。陽病水兼陽証者，脉必浮數；陰病水兼陰証者，脉必沉遲。若遍身腫，煩渴，小便赤澀，大便閉，此屬陽水；遍身腫，不煩渴，大便溏，小便少，不赤澀，此屬陰水。大凡水腫先起于腹，而後散四肢者，可治；先起于四肢，而後歸于腹者，不治。大便滑泄，與夫唇黑，缺盆平，臍突，足平背平，或肉硬，或手掌平，又或男從脚下腫而上，女從身上腫而下，并皆不治。

仲景曰：腰以下腫，宜利小便；腰上腫，宜發汗。此其要略也。大法宜清心經之火，大補脾土。金運化之職，肺氣下降，滲道開通。敗濁之氣，其稍清者，復回而爲氣、爲血、爲津液。其敗濁之甚者，在上爲汗，在下爲溺，以漸而消，而腫自平復矣。更看所挾加減，必須補中行濕，利小便。若腹脹，少佐以厚朴；氣不運，加木香、木通；氣若下陷，加升提之藥，能使大便潤而小便長。有熱，當清肺金，隨病加減，無有不安。今人但知治濕當利小便之說，執此一途，用諸去水之藥，往往多致不救。又用導水、舟車、祐神等丸大下之，此速死之兆。蓋脾極虛而敗，愈下愈虛，雖切效目前而陰損正氣，然病亦不旋踵而至。如水氣在里，若可下者，又當權其輕重，不可過用猛烈之劑，一發不收，吾恐浚決者易，固閉者難，水氣復來而無以治之也。又有所謂風腫者，皮粗，麻木不仁，走注疼痛；氣腫者，皮厚，四肢瘦削，腹脅脹膨，其皮間有紅縷赤瘴[1]者，此血腫也。婦人懷孕，亦有氣遏水道而虛腫者，此但順氣安脾，飲食無阻，既産而腫自消也，更推及之。

1　瘴：shí,（音食）：腐敗的瘡瘍。《字彙•病部》：“瘴，敗瘡也。”

實脾散　歌云：實脾散內草苓瓜，附子乾薑草果加，厚朴陳皮并白术，三[1]薑一棗腫無瑕。

治陰水發腫，用此先實脾土。

厚朴薑制　白术　木瓜　木香　草果仁　大腹子[2]　附子炮　白茯苓　乾薑炮　甘草炙

右水二鍾、薑三片、棗一枚，煎至八分，去滓服無時。

五皮散　歌云：地骨茯苓薑，五加大腹良，數皮同作散，祛腫效非常。

治風濕客冷，脾經氣血凝滯，以致面目虛浮，四肢腫滿，心腹膨脹，上氣喘急，兼治皮水、妊娠胎水。

五加皮　地骨皮　大腹皮　茯苓皮　生薑皮各等分

右水二鍾，煎八分，用白滾湯磨沉香、木香，各加一呷，熱服無時。

木香分氣湯　歌云：木香分氣用檳榔，赤茯豬苓澤夏良，蘇子燈心并枳殼，滿中脅脹即時康。

治一切氣逆，心胸滿悶，腹脅脹急，咳嗽冷痰，氣不升降。

木香　檳榔　赤茯苓　豬苓　澤瀉　半夏　紫蘇子　枳殼

右等分。水二鍾、薑三片，煎取八分，去滓溫服。

索矩三和湯　歌云：索矩三和湯有功，紫陳厚朴共木通，海金砂與生薑草，治腫寬中不可窮。

治遍身虛腫、腹脹氣急、小水不利等病。

木通　厚朴　陳皮　海金砂　甘草

右等分。水二鍾、薑三片，煎取八分，去滓溫服。

積　聚　門

積聚論

五積生于五臟之陰氣，其始發有常處，其痛不離其部；六聚成于六腑之陽氣，其始發無根本，上下無所留止，其痛無常處。皆由陰陽不和，臟腑虛弱，

1　三：原作"五"。據下文煎法所云"薑三片"改。
2　大腹子："腹"原誤作"伏"。據下方五皮散"大腹皮"改，大腹子即檳榔。

風邪搏之，憂怒乘之，傷五臟，逆四時，乃留結而爲積聚矣。七癥者，癥聚成塊；八瘕者，假物成形。在中者，爲痰飲；在右者，爲食積；在左者，爲血塊。氣不能作塊成聚，塊乃有形之物也，痰與食積、死血而成者也。癥傷食，瘕傷血，痞傷氣，癖傷精，其七情所傷，勝復傳克不行，遂傷本臟。肝積曰肥氣，必左脅大如杯，似有頭足，色青，兩脅下痛，牽引小腹，足寒轉筋，男爲積疝，女爲瘕聚也。心積曰伏梁，必起于臍上，大如臂，上至心下，如梁上之橫架，腹熱面赤，咽乾心煩，色赤，甚則吐血，食少也。脾積曰痞氣，必留于胃脘，痞塞不通，色黄，病饑則減，飽則見，腹滿嘔泄，足腫肉消，久則四肢不收也。肺積曰息賁，必或息或賁，右脅下如杯，喘息氣逆，背痛，少氣，喜忘，目瞑，皮寒時痛，如蟲緣鍼刺，氣不干胃，能食也。腎積曰奔豚，必發于小腹，上至心下，上下無時，如豚走，色黑，饑則見，飽則減，小腹里急，腰痛口乾，目昏冷，久則骨痿少氣也。又以婦人寒氣客于子門，子門閉則必氣塞不通，血壅不流而衃以止之，結硬如石，是名曰石瘕，可導而下。又曰婦人有塊，多是血塊。

　　大抵治積，或以所惡者攻之，或以所喜者誘之，則易愈。須是認得是何積聚，而用藥宜各從其類。然亦要看元氣虛實，或攻取峻削，或養正而令其真氣實、胃氣強，使積自消可也。而丹溪又有曰：凡積病不可用下，徒損真氣，病亦不去，當用降火消積之藥，使之融化則根自除矣，蓋痰亦爲積也。癥則腹中堅硬，不能移動者是也；瘕則雖成形，而聚散上下之無常者是也。此亦不可不辨。

大七氣湯　歌云：指迷七氣見名方，蓬术三棱桔[1]藿香，官桂青皮陳益智，更加香附草生薑。

　　治積聚，狀如癥瘕，隨氣上下，心腹疞痛，上氣窒塞，小腹脹大，小便不利。

　　三棱　莪术　青皮　陳皮　藿香　桔梗　肉桂　益智仁　甘草　香附子炒

　　右各等分。水二鍾、生薑三片，煎取八分，溫服。

三棱湯　歌云：湯目三棱用木香，當歸蓬术及檳榔，更加白术生薑服，積聚消除體便康。

1　桔：原誤作“杏”。據此下方劑組成無含“杏”字藥名，而有“桔梗”一味未入歌訣改。

治癥瘕痃癖，積聚不散，堅滿痞膈，食不下，腹脹。

三棱　木香　當歸　蓬术　檳榔　白术

右各等分。水二鍾、生薑三片，煎取八分，溫服。

廣茂潰堅湯　歌云：廣茂潰堅芩草歸，升連夏麴澤陳皮，紅花益智青柴胡，草豆茱萸性所宜。

治腫脹虛浮，痞膈。

廣茂[1]　升麻　黃連　半夏　神麴　澤瀉　陳皮　甘草　紅花　益智　青皮　柴胡　厚朴　草蔻　茱萸　黃芩　當歸[2]

右各等分。水二鍾、生薑三片，煎取八分，溫服。

保和丸　歌云：治積保和丸，山查神麴煎，茯苓翹半夏，蘿子與陳兼。

治食積腸胃，脹悶疼痛。

山查三兩　神麴二兩　半夏　茯苓各一兩　陳皮　連翹　蘿蔔子各五錢

右爲細末，神麴打糊，爲丸如梧桐子大。每服三十丸，食遠，白湯送下。

痰 飲 門

痰飲論

人之有痰飲者，由其榮衛不清，氣血濁敗，凝結而成。內則七情汩亂，藏氣不行，鬱而生涎，涎結爲痰；外則六淫侵冒，玄府不平，當汗不泄，蓄而爲痰。隨氣上浮，客于肺經，因嗽而發。使人能順乎氣道，則津液流通，決無痰飲之患。然痰本一証也，古人有曰：風痰、熱痰、寒痰、濕痰、氣痰、酒痰、食痰者，皆觀病之形狀而定名也。蓋風痰者，形寒飲冷；熱痰者，火盛制金；寒痰者，感冒寒涼；濕痰者，停飲不散；氣痰者，因事逆意；酒痰、食痰者，飲食過傷所致。此皆素犯痰氣，因其所感而作，非別有此數種之痰也。況其內外爲病，百般皆痰所致，或頭風眩，目暈耳鳴；或口眼蠕動，眉棱耳輪俱癢或痛；或四肢遊風腫硬而似疼非疼；或爲齒頰癢痛，牙齒浮而痛癢丕；或噫氣吞酸，心下嘈雜；或痛；或嘁；或咽嗌不利，咯之不出，咽之不下，其痰似墨，有如破絮、

1　廣茂：原脫。據《蘭室秘藏·中滿腹脹門》"廣茂消堅湯"及本方方名補。

2　黃芩　當歸：原脫。據《普濟方》卷一百六十九"廣术潰堅湯"補，與本方歌訣合。然而，歌訣中尚缺"厚朴"一味。

桃膠、蜆肉之狀；或心下如停冰鐵，心氣冷；或夢寐奇怪之狀；或足腕酸軟，腰腎筋骨卒痛；或四肢筋骨疼痛難名，乃至手麻臂疼，狀若風濕；或渾身習習，如臥芒刺者；或眼粘濕癢，口糜舌爛喉痺等証。或繞項結核，狀若瘰癧；或胸腹間如有二氣交紐，噎塞煩悶，有如煙火上衝頭而烘熱；或爲失忘顛狂；或中風癱瘓；或勞瘵荏再[1]之疾；或風毒脚氣；或心下怔忡；或咳嗽嘔吐；或嘔冷涎綠水黑汁，甚爲肺癰、腸毒、便膿、攣跛。其狀不同，難以盡述。然固有因所傷而生痰者，則諸病皆生于痰，蓋津液既凝爲痰，不復周潤三焦，遂致變生諸証。

治痰者，固以順氣降痰爲先，若此元有積痰，其氣因痰而結滯者，又須逐去痰結，則滯氣自行而痰飲運下矣。又有因熱而生痰者，有因痰而生熱者，痰之清白者爲寒，黃而濁者爲熱，而其清濁之分，又在于病之久新也。熱者清之，食積者必用攻之。若痰成塊，咯吐不出，兼氣鬱氣實而痰熱者，至難治也。又有謂痰証雖多，一皆水濕所爲。在左脅者同肥氣；在右脅者同息賁。入肺則多嗽；入大腸則爲瀉；入腎則爲涌水；在太陽則爲支節。皆由氣逆而得之。故在上則面浮；在下則府[2]腫；在中者支滿痞膈痰逆。在陽不去者，久則化氣；在陰不去者，久則成形。以故，用吐、汗、下之三法，而以溫熱之劑爲非者，蓋謂飲無補法，必當去水故也。然亦有挾寒、挾虛之証，不可不論。夫久痰凝結，膠固不通，狀若寒凝，不用溫藥引導，必有拒格之患。況有氣血虧乏之人，痰客中焦，閉塞清道，以致四肢百骸，發爲諸病，理宜導去痰滯，必當補接兼行，又難拘于上之三法也。又有言人身無倒上之痰，天下無逆流之水，此亦未然。夫水性潤下，搏而躍之，則可使過顙；痰性順下，被火泛上，亦可至巔。此固理勢之必然者，而亦拘于逆流之説邪。

四七湯　歌云：四七湯中甘草夏，陳皮香附紫蘇苓，更加厚朴生薑棗，痰飲投之卽自寧。

治七情氣鬱，結聚痰涎，壯如破絮，或如梅核在咽喉間，咯不出，咽不下，痞滿痰塞上喘。

茯苓　陳皮　香附　紫蘇　厚朴　甘草　半夏

---

1 荏再：文義不通。疑"再"乃"苒"之形誤。荏 rěn 苒 rǎn，野草柔軟茂盛貌。在此用以形容病情纏綿不愈。

2 府：通"胕"。此處讀"fú"，義浮腫。

右各等分。水二鍾、生薑七片、棗一枚,煎取八分,服無時。

人參潤肺湯　歌云:人參潤肺葛乾薑,桔梗山精白芷香,甘草麻黃葱白輔,消痰治喘效非常。

治痰涎壅盛,頭目不清,咳嗽氣喘,聲重惡寒[1]。

人參　甘葛　桔梗　山精　乾薑　白芷　香附　甘草　麻黃

右等分。水二鍾、薑三片、葱白二個,煎取七分,溫服。

濟生導痰湯　歌云:濟生半夏膽南星,枳實陳皮赤茯苓,甘草青皮兼貝母,二匙竹瀝導痰清。

治痰涎壅盛,或胸膈留飲,痞塞不通。

半夏湯泡[2]　膽南星　陳皮去白　枳實麩炒　赤茯苓　甘草炙　貝母　青皮　竹瀝二匙

右等分。水二鍾、薑五片,煎取八分,食後溫服。

簡易分涎湯　歌云:簡易分涎夏淨陳,次將枳實膽南星,羅參桔梗并香附,白术還須赤茯苓。

治風痰留滯,壅塞胸膈,喘滿惡心,涎唾不利,頭目昏眩。

淨陳皮　羅參　半夏薑制　枳實　桔梗　牛膽南星　赤茯苓　白术　香附子

右等分。水二鍾、薑五片,煎取七分,食後服。

新法半夏湯　歌云:新法砂仁神麯,淨陳草果丁香,白豆甘草生炙,半夏制之以薑。

治脾胃虛弱,痰飲停滯,嘔逆酸水,腹脅脹滿,頭旋惡心,不思飲食。

砂仁　神麯炒　草果仁　淨陳皮各一兩　白豆仁　丁香各半兩　半夏薑制,四兩　甘草生、炙,各一兩

右爲細末。每服二錢,先以生薑自然汁調成膏,炒鹽湯調,熱服。

辰砂化痰丸　歌云:辰砂化痰先白礬,半夏湯泡并膽南,枳實陳皮赤茯共,服之志定神亦安。

治風化痰,安神定志,利咽膈,清頭目胸膈痞塞。

1　謂痰証雖多……聲重惡寒:底本原脫此葉。承肖永芝據日本存毛利高標本補拍此葉,據補。

2　泡:原誤作"炮"。據本書半夏炮制法多爲"湯泡"改。

白礬枯　膽南星　半夏湯泡[1]　枳實　赤茯苓　陳皮去白,各二兩　辰砂五錢,別研

右爲末,生薑汁糊爲丸如桐子大,辰砂爲衣。每服五十丸,姜湯下。

清氣化痰丸　歌云：膽星清氣化痰丸,半夏瓜蔞赤茯先,甘草杏仁陳去白,黃芩枳實又黃連。

治涎化痰,止咳定嗽,清膈上熱,能袪諸痰,不可盡述。

半夏薑制　陳皮去白　赤茯苓　瓜蔞實　黃芩　黃連　枳實　膽南星　杏仁各五兩　甘草一兩

右爲細末,姜汁并湯糊爲丸如桐子大。每服八十丸,淡姜湯送下。

本事化痰丸　歌云：本事化痰先半夏,前胡桔梗及人參,草同白术并香附,枳實兼之白茯苓。

治停痰宿飲。

半夏　人參　白茯苓　白术　桔梗各二兩　枳實　香附子　前胡　甘草各一兩

右爲細末,姜汁湯糊爲丸桐子大。每服六十丸,姜湯食後調下。

人參荆芥散　歌云：人參荆芥木通陳,桔梗麻黃夏細辛,更入杏仁成劑服,咽喉壅塞自無因。

治風痰壅盛,咳嗽,胸膈不利。

人參　荆芥　木通　陳皮　桔梗　麻黃　半夏　細辛　杏仁

右等分。水二鍾、薑三片,食遠溫服。

1　泡：原誤作“炮”。據上文歌訣中云“半夏湯泡”改。後同此誤者徑改。

卷 之 十 三

錢塘　陳諫直之　類集

咳　嗽　門

咳嗽論

咳嗽有風寒、痰飲、火鬱、勞嗽、肺脹等証。《經》曰：秋傷于濕，冬必咳嗽。蓋素秋之氣，宜清而肅，反動之，則氣必上衝而爲咳嗽，甚則動于濕而爲痰也。又云：五臟六腑皆有咳，非獨肺也。但咳必先于肺，爲五臟華蓋，聲音所從出。咳嗽自肺傳于五臟，臟咳不已，而後六腑受之，以至于三焦。蓋咳之有痰者，寒多熱少，各隨五臟而治之。假令濕在肝經，謂之風痰；濕在心經，謂之熱痰；濕在脾經，謂之濕痰；濕在肺經，謂之氣痰；濕在腎經，謂之寒痰。若咳而無痰者，此系火鬱之証，本肺氣傷而不清，咳久則痰鬱于中，不已則必成勞。亦有痰中兼血者，或帶血絲者，燥熱血少者，皆當取其化源，故曰滋陰降火。如上半日嗽者，屬胃中有火；午後嗽者，屬陰虛；黃昏嗽者，是火氣浮于肺；五更嗽多者，此胃中有食積，至此時滯肺氣不利。春，是春升之氣，或外感；夏，是火炎上最重；秋，是濕熱傷肺；冬，是風寒外來也。傷風咳者，憎寒壯熱，自汗煩燥；傷寒咳者，憎寒發熱，無汗惡寒；傷暑咳者，煩熱引飲，唾涎咯血。此屬五臟。若夫六府受之者，則咳而發作寒熱，引腰背痛，此因房勞傷腎；中滿腹脹，痛不欲食，此因饑飽傷脾；或咳而左脅偏疼，少腹并痛，此因疲極傷肝；或吐白涎，口燥聲嘶[1]，此因呼叫傷肺；或咳而煩熱自汗，咽喉咯血，此因勞神傷心。嚴氏云：咳嗽始關于肺，終則聚于腎，使人多涕唾而面浮腫，氣逆也。

治法當審三因。若外因邪氣，止當發散，又須原其虛實冷熱；若內因七情，則隨其部經所在，與氣口脉相應，浮緊爲虛寒，沉數爲實熱，弦澀爲少血，洪滑爲多痰，當以順氣爲先，下痰次之。有停飲而咳，又須消化之功，不可用澀酸之劑。其寒邪未除，亦不可卽用補藥。尤忌憂思過度，房室勞傷，遂成瘵疾，宜養脾生肺可也。又有嗽而肺脹壅遏，不得眠者，難治。若咳久肺瘟，聲啞聲嘶，咯血唾涎，又爲肺痿，專主養肺氣，養血清金。又有口中辟辟燥咳，卽胸中隱痛，此爲肺癰也。更宜識治。

華蓋散　歌云：華蓋陳皮草，桑麻蘇子仁，赤苓并杏子，痰嗽效如神。

1　嘶：通“嘶”。

治感寒而嗽，胸滿聲急，痰喘。

陳皮　甘草　杏仁　麻黃　蘇子仁　桑白皮　赤茯苓

右等分。水二鍾，煎取八分，食遠溫服。

蘇陳九寶飲　歌云：九寶陳皮與腹皮，紫蘇官桂薄烏梅，麻黃草果并桑白，治嗽消痰功最奇。

治咳嗽不能歇，及脅脹氣急。

陳皮　大腹皮　紫蘇　官桂　薄荷　烏梅　麻黃　草果　桑白皮

右等分。水二鍾，煎取八分，食後溫服。

款冬散　歌云：款冬花散用麻黃，半夏阿膠草二桑，知母杏仁并貝母，消痰止嗽效非常。

止嗽祛痰，散風熱。

款冬花　麻黃　半夏　阿膠　甘草　二桑葉　知母　杏仁　貝母

右等分。水二鍾、薑三片，煎取八分，食遠服。

人參清肺湯　歌云：人參清肺阿膠草，桑白烏梅地骨皮，知母杏仁罌粟殼，肺虛喘嗽最相宜。

治肺胃虛寒，咳嗽喘急，胸膈噎悶，腹脅脹滿；及療肺痿勞嗽，唾血腥臭，乾嘔煩熱，聲音不出，消瘦減食。

地骨皮　人參　阿膠麩炒　知母　杏仁去皮，共炒　桑白皮　烏梅去核　甘草炙　罌粟殼去蒂，蜜炙，各等分

右水二鍾、棗一枚，煎取八分，食後服。

平肺湯　歌云：平肺湯中桔草梅，罌房紫菀夏陳皮，紫蘇桑杏荷知母，五味同煎喘服宜。

治胸膈噎悶，氣喘，咳不出聲。

桔梗　甘草　烏梅　罌房　紫菀　半夏　陳皮　紫蘇　桑白皮　杏仁　薄荷　知母

右等分。水二鍾、薑三片，煎取八分，食遠服。

瀉白湯　歌云：瀉白瓜蔞草，升麻桔杏仁，夏桑并地骨，治嗽即除根。

治咳有痰，氣喘不已。

瓜蔞　甘草　升麻　桔梗　杏仁　半夏　桑白皮　地骨皮

右等分。水二鍾、薑三片，煎取八分，食遠服。

分氣紫蘇飲　歌云：分氣紫蘇能治喘，桔桑草果腹皮苓，更加五味陳甘草，煎服須臾氣自平。

治喘急，胸膈脹滿，肺氣不清。

紫蘇　桔梗　桑白皮　草果　大腹皮　茯苓　五味子　陳皮　甘草

右等分。水二鍾，煎取八分，食遠溫服。

紫蘇子湯　歌云：蘇子湯中加枳實，木[1]香草果朴人參，山精大腹并甘草，薑棗加煎喘可禁。

治喘咳，勞傷肺氣，煩熱虛瘦。

蘇子　枳實　木香　草果　厚朴　人參　山精　大腹皮　甘草

右等分。水二鍾、薑三片、棗一枚，煎取八分，食遠服。

杏蘇散　歌云：杏蘇散入草麻黃，紫菀烏梅大腹桑，桔梗陳皮同五味，面浮咳嗽卽時康。

治咳嗽，面皮虛浮，氣逆。

杏仁　紫蘇　甘草　麻黃　紫菀　烏梅　大腹皮　桑白皮　桔梗　陳皮　五味子

右等分。水二鍾，煎取八分，食遠服。

反 胃 門

反胃論

胃爲水穀之海，脾爲消化之器，脾胃清和則健而運行，不能受其病也。或七情傷乎脾胃而傳化失常，痰熱熾于腸脘而血液乾枯，遂致飲食不下，縱下而復反也，病名曰反胃。以其爲病在咽、在膈，故前人又立"膈""噎"二者之名。《內經》曰：三陽結謂之膈。三陽，大、小腸、膀胱也。小腸熱結則血脉燥，大腸熱結則後不圊，膀胱熱結則津液涸，二陽俱結則前後閉澀。下既不通，必反上行，所以噎食不下而復出也。故《經》曰：少陽所至爲嘔涌，溢食不行。此理明矣。

又病機治吐有三，氣、積、寒也。上焦吐者，皆從于氣。其証食已暴吐，渴

1　木：原誤作"呆"。據《世醫得效方》卷五《喘急》"紫蘇子湯"改。處方中的"木"字同改，不另注。

于飲水，大便燥結，氣上衝胸發痛，治當降氣和中。中焦吐者，皆從于積，食與氣相假爲積而痛。其証或先吐後痛，或先痛後吐，治當去積，兼行其氣。下焦吐者，皆從于寒。其証朝食[1]，暮食朝吐，小便清，大便秘而不通，治當通其閉塞，溫其寒氣，不令大便秘結而自愈。此所謂寒熱當以吐暴久而分，不得專以上焦爲熱、下焦爲寒也。人之溢食，初未必遽然也。多見世人不察病因，以痰飲嘔吐諸氣，遂用辛熱之藥，偏助氣血沸騰。其始也，胃液凝聚；其久也，胃氣耗敗，傳化漸遲。又以烏附丹劑服之，積久血液俱耗，胃脘乾槁。其槁在上，近咽之下，水飲可行，食物難入，間或可入，入亦不多，名之曰噎。其槁在下，與胃爲近，食雖可入，難盡寒邪行滯兼其于飲食痰積，豈能祛逐？七情之火益熾，脾胃之陰愈耗，藥助病邪而日以深痼也。夫人之治此病者，咽嗌閉塞，胸膈痞悶，似屬氣滯，然有服耗氣藥過多，中氣不運而致者，當補氣而自[2]運；大便燥結如羊矢，似屬血熱，然有服通利藥過多，致血液耗竭而愈結者，當補血潤血而自行。有因火逆衝上，食不得入，其脉洪大有力而數者，或瘀飲阻滯而脉結澀者，當清痰泄熱，其火自降。有因脾胃陽火亦衰，其脉沉細而微者，當以辛香之藥溫其氣，仍以益陰養胃爲之主，非如《局方》之惟務燥烈也。有因血虛者，其脉數而無力，當以四物爲主；有因氣虛者，其脉緩而無力，當以四君子爲主。氣血俱虛者，則口中多沫，沫至大出者，必斃。及不守戒忌，厚味房勞之人，與夫年高無血者，皆在不治。又有言笃蹇貧困，情志不快，及婦人寡居自守，氣不能升，鬱而生痰，以致胃脘窄狹，飲食難進，嘔吐吞酸，痰涎涌溢，胃與大腸血枯燥結。大腸不通，名曰關，治以小毒，厚朴丸、潤腸湯主之。久而形體枯槁，大便如羊矢者，亦皆不治也。

五膈寬中湯　歌云：五膈寬中用木香，青陳附子朴爲良，白豆丁香并砂草，胸中氣膈即時強。

治七情、四氣傷于脾胃，以致胸膈痞滿，停痰氣逆，遂成五膈之病。

木香　青皮　陳皮　附子　厚朴　白豆蔻　丁香　縮砂[3]　甘草

右等分。水二鍾，煎取八分，溫服。

---

1 朝食：據文義，此下當脱"暮吐"二字。
2 自：原作"白"。當爲"自"之形誤，據文義改。
3 縮砂：原作"宿砂"。乃"縮砂"的民間省筆誤名，因改。

膈氣散　歌云：膈氣散中青桂草，三棱姜朴木香榔，蓬莪益智陳皮殼，肉豆生薑棗共方。

治胸膈痞滿，停痰氣逆，脅脹惡心。

青皮　官桂　甘草　三棱　乾薑　厚朴　木香　檳榔　蓬术　莪术　益智　陳皮　枳殼　肉豆蔻

右等分。水二鍾、生薑三片、棗一枚，煎取八分，溫服。

和中湯　歌云：和中湯內夏陳皮，厚朴檳榔枳實宜，甘草木香加白术，胸中通膈不踰時。

治胸膈結聚，不能通暢，以致惡心。

半夏　陳皮　厚朴　檳榔　枳實　甘草　木香　白术

右等分。水二鍾、薑三片，煎取八分，溫服。

五膈散　歌云：五膈乾薑夏草丁，木香白术麴南星，更加伏子青皮殼，草豆生薑麥月牙。

治五膈，胸痞悶，諸結聚，肋脅脹滿，痰逆惡心。

半夏　乾薑　甘草　丁香　木香　白术　神麴　南星　大伏子　青皮　枳殼　草豆蔻　麥牙

右等分。水二鍾、薑三片，煎取八分，溫服無時。

吐　酸　門

吐酸論

夫酸者，木肝之味也，由火勝制金，不能平木，則肝木自甚，故爲酸也。如飲食熱則易于酸矣，是以肝熱則口酸也。又有以爲酸味者收氣也，西方肺金旺也，寒乃金子之，子能令母實，故用大鹹熱之劑瀉其子，以辛熱爲之佐，而瀉肺之實則自安矣。是吐酸一証，以爲有寒熱不同者，蓋吐酸是吐出酸水如醋，平時津液隨上升之氣鬱積而久，濕中生熱，故從火化，遂作酸味，非熱而何？其有鬱積之久，不能自涌而出，伏于肺胃之間，咯不得上，咽不得下，肌表得風寒則內熱愈鬱，而酸味刺心，肌表溫暖，腠理開發，或得香熱湯丸，津液得行，亦可暫解，非寒而何？蓋熱言其本也，寒言其末也。以病機言之，則屬于熱；以臟腑論之，則脾胃受病；以內邪言之，則痰飲宿食之所爲。若濕熱在胃口上，飲食入胃，被濕熱鬱遏，其食不得傳化，亦作酸也。故治法熱者寒之，脾惡濕，以苦燥之。有痰飲者，清之，散之，分利之；有宿食者，消之，導之，驅逐之。因病投藥，自無誤矣。

藿香安胃散　歌云：藿香安胃散，甘草與丁香，更用參陳劑，煎時又入薑。

治吞酸吐酸，或宿食不化。

藿香　甘草　丁香　人參　陳皮

右等分。水二鍾、薑三片，煎取八分，熱服。

加味治中湯　歌云：治中加味青陳草，白术乾薑藿夏苓，紅棗一枚煎熱服，體虛胃冷卽安寧。

治脾胃受寒，停滯飲食，故作吐酸。

藿香　青皮　陳皮　甘草　白术　乾薑　半夏　茯苓

右等分。水二鍾、薑三片，煎取八分，熱服。

加減二陳湯　歌云：加減二陳湯，半夏與丁香，茯苓陳國老，熱服用生薑。

治痰飲爲患，嘔吐，頭眩心悸；或因食生冷，脾胃不和，以致吐酸。

丁香二錢　半夏　陳皮各五錢　茯苓三錢　甘草一錢半

右㕮咀。爲一貼，水二鍾、生薑五片，煎八分，食後熱服。

三因麯末丸[1]　歌云：三因麯末出名方，神麯陳皮再用蒼，更加麯糊爲丸子，服之吐水卽時良。

治中脘宿食留飲，酸蜇[2]心痛，口吐清水。

神麯炒，三錢　蒼术米泔水浸三宿，乾，炒，一錢五分　陳皮一錢

右爲末，生薑汁別煮神麯糊，爲丸如桐子大。每服七十丸，姜湯食後送下。

1　三因麯末丸：原方見《三因极一病証方論》卷十一，方名"麯术丸"，"治中脘有宿食留飲，酸蜇心痛，口吐清水，噯宿腐氣者。"

2　蜇：原誤作"哲"。據《三因极一病証方論》卷十一"麯术丸"改。

卷之十四

錢塘　陳諫直之　類集

怔忡門

怔忡論

怔忡者，即悸也，心血不足所致。蓋心主血，血富，富則心君安。多由汲汲富貴、戚戚賤貧、思慮過甚、情志不遂，其血虛耗，氣鬱痰聚，漸爲恐怖、爲驚懼、爲狂妄。經云：損其心者，益其榮。法當寧心補血，降火化痰，則心君有輔矣。或冒六淫，閉塞諸經，令人怔忡，此乃外邪，非因心病。況五飲停蓄，埋塞中脘，亦令怔忡。又有傷寒怔忡者，其由有氣虛者，陽氣內弱，心下空虛，正氣內動也。有停飲者，水停心下，心爲火而惡水，水既內停，心不自安。正氣內虛，邪氣交擊而悸者，與氣虛而悸者，又加甚矣。或鎮固，或化散，尤當益其榮血耳。

益榮湯　歌云：益榮湯入草參歸，柏子酸仁紫石芪，白芍麥門并小草，木香薑棗茯神宜。

治思慮過度，耗傷心血，心帝無輔，怔忡恍惚，夜多不寐。

甘草　人參　當歸　柏子仁　酸棗仁　紫石英　黃芪　白芍藥　麥門冬　小草　木香　薑　棗　茯苓

右等分。水二鍾、薑三片，煎取八分，溫服。

歸脾湯　歌云：歸脾湯用草苓芪，白术人參酸棗宜，更入木香龍眼肉，棗薑煎取怔忡醫。

治思慮過甚，致勞心脾，怔忡健忘。

甘草　茯苓　黃芪　白术　人參　酸棗仁　木香　龍眼肉　棗　薑

右水二鍾，煎至八分，去滓溫服。

平補鎮心丸　歌云：酸棗車前五味苓，茯神天麥桂人參，地黃遠志草山藥，龍齒硃砂服真心。

治心血不足，時或怔忡，夜多異夢，如墮層崖。常服安心腎，益榮衛。

酸棗仁　車前子　五味子　茯苓　茯神　天麻　麥門冬　桂枝　人參　地黃　遠志　甘草　山藥　龍齒　硃砂

各等分，煉蜜丸如桐子大。食遠，酒或米飲下五十丸[1]。

---

1 各等分……五十九：此二十字爲制服法，原在處方藥物之前，按例後移。

簡易育神散　歌云：簡易參歸紫菀茸，茯神术遠桂防風，草姜白茯并龍骨，赤石脂兮芍用紅。

治理心氣不寧，怔忡健忘，夜夢驚恐，如墮險地，小便白濁。

人參　白术　白茯苓　甘草　當歸酒浸　乾薑炮　白茯神　防風　遠志去心　龍骨別研　紫菀茸別研　桂心　赤石脂別研　紅芍藥

右各等分。水二鍾、薑三片、棗一枚，煎至八分，食後服。

定心湯　歌云：定心官桂夏參苓，甘草當歸有茯神，遠志黃芪并桔梗，再將龍齒別研成。

理心氣不足，怔忡，常懷憂慮，榮血衰少，精神恍惚，夢中失精。

官桂二兩半　半夏二兩　人參　白茯苓　甘草炙　當歸　龍齒別研　桔梗炒　遠志去心　黃芪蜜炙　茯神各一兩半

每一兩作一貼，水二鍾、薑三片、棗一枚、粳米百粒，煎服無時。

黃 疸 門

黃疸論

經曰：濕熱相交，民當病疸。疸者，黃也，脾胃經積熱所致，其候身、面、眼悉黃如金色，小便如煮蘗[1]汁。有黃汗者，陽明蓄熱，喜自汗，汗出因入水中，熱必鬱，故汗黃也；有穀疸，食則腹滿，眩暈，心中怫鬱，由饑飽所致，胃氣蒸衝而黃者；有酒疸，身目俱黃，心中懊憹，足脛滿，尿黃面黃而赤班，酒過胃熱，醉臥當風，水濕得之者，甚至面目青黑，或大便亦黑也；有女勞疸，因房事後爲水濕所搏，故額黑身黃，小腹滿急，小便不利者。病形不同，當究所因，分利爲先，解毒次之。其諸疸口淡怔忡、耳鳴腳軟、微寒微暖、小便白濁者，皆爲虛証，不可過用涼劑強通小便，恐腎水枯竭，久而面黑黃色。及有渴者不治，不渴者可治。又有傷寒發黃者，蓋爲內熱已甚，復被火者，亦發黃也。陽明病被火，額上汗出而小便不利者，必發黃，此由內有熱，被火而致；陽明病無汗、小便不利、心中懊憹者，必發黃，此由陽明熱盛所致；傷寒發汗已，身目爲黃，此寒濕在里不解，不可下，當于寒濕中求之。濕家也黃，身似薰黃，雖

1　蘗：原誤作"蘗"。據《証類本草·蘗木》又名"黃蘗"改。后同此改者，不另注。

黃而色暗不明；熱盛而致黃，身黃如橘子色，甚者染著衣，正黃如黃蘖色。此濕與熱可辨在此。經云：治濕不利小便，非其法也。大抵黃家爲屬太陰脾土，脾經受濕與熱，則色見于外。若内熱盛而已自汗出、小便利，則不發黃矣必也；頭汗出，身無汗，小便不利，渴引水漿，此瘀熱在里，身必發黃。若寸口近掌無脉，鼻氣出冷，形體如煙薰，直視搖頭，爲心絶；環口黧黑，柔汗發黃，爲脾絶，不治。寒濕在里，熱蓄于脾，瘀熱與宿穀相薄，鬱蒸不消。故發黃與瘀血外証及脉相似，但小便不利爲黃，若小便自利爲瘀血。然發黃者，心脾蘊積，發熱引飲，脉必浮滑而緊數；若瘀血証，即如狂，大便必黑爲異。

當歸白术湯　歌云：當歸白术入茵陳，枳實前胡與杏仁，更用茯苓芩夏草，服除黃疸效如神。

治酒疸發黃，結飲癖在心胸間，堅滿，骨肉沉重，逆害飲食，小便赤黃。此因内虛，飲食生冷，脾胃痰結所致，其脉弦細。

當歸　白术　茵陳　枳實　前胡　杏仁　茯苓　黃芩　半夏　甘草各等分

右水二鍾、生薑三片，煎至八分，去滓溫服。

加減五苓散　歌云：五苓加減用茵陳，酒疸施之效若神，兼治小便多不利，渴中伏暑腹難伸。

治傷寒濕伏暑，小便不利，煩渴發黃。

茵陳　豬苓　澤瀉　白术　蒼术　山梔

右各等分。水二鍾，煎至八分，去滓溫服。

茵陳散　歌云：茵陳散用石膏通，大棗山梔菱草[1]同，更入五薑葱白服，能令黃疸即潛蹤。

治陽明瘀熱在内，必發黃便實。

茵陳　石膏　大棗　山梔　菱草

右各等分。水二鍾、葱白五支，煎至八分，去滓溫服。

茯苓滲濕湯　歌云：茯苓滲濕入蒼陳，豬澤連梔芩枳宜，白术茵陳青防己，疸黃能服自將息。

治黃疸，寒熱嘔吐而渴欲飲冷，身體面目黃，小便不利，不得臥，不思飲食。

1　菱草：此草來源不明，待考。

　　茯苓　蒼术　陳皮　豬苓　澤瀉　黃連　栀子　黃芩　枳實　白术　茵陳　青皮　防己

　　右各等分，水二鍾，煎至八分，去滓溫服。

茵陳茯苓湯　歌云：茵陳茯苓入桂枝，滑石豬苓歸所宜，黃疸病人能服此，薰蒸消散效爲奇。

　　治發黃脉沉細數，四肢冷，小便澀，煩燥而渴。

　　茵陳　茯苓　桂枝　滑石　豬苓　當歸

　　右各等分。水二鍾，煎至八分，去滓溫服。

三因白术湯　歌云：湯先白术號三因，枳實之中有杏仁，甘草桂心并豆豉，茯苓乾葛用相停。

　　治酒疸因下後變成黑疸，目青面黑，心中如啖韭齏狀，大便黑，皮膚不仁，其脉微而數。

　　白术　枳實　豆豉　乾葛　杏仁　甘草　桂心　白茯苓

　　右㕮咀。每四錢，水一盞，煎至七分，食前服。

卷之十五

錢塘　陳諫直之　類集

全 嬰 門

相兒壽夭歌

身軟陽痿頭四破，臍小臍高肉不就。
髮稀色脆短聲啼，遍體青筋俱不壽。
尻腫臏骨若不成，能踞能行能立死。
臍深色老性尊持，方是人家長命子。

哺兒乳法

小兒百晬內或吐乳奶，或糞青色，用少年婦人乳汁一盞，入丁香十粒、陳皮一錢，于瓷器內同煎一二十沸，卻去丁香、陳皮，稍熱，與兒服之。

小兒初生搜口法

兒初產下時，其口中原有惡物，初啼一聲卽嚥入喉腹，令兒多病，且後又生瘡疹。當預備甘草、黃連各半錢，沸湯預浸下，候兒產下，卽入硃砂少許。令生婆用左手托兒肩背，右手提雙足，令兒倒啼一聲，吐出口中惡物，卽以綿包手指，蘸草連藥水，搜兒口中令淨，他日無有諸病。

小兒斷臍洗浴法

初生斷臍，用火灸熱剪刀，乘熱剪之，免冷雨寒氣入腹，更就臍帶上著艾如麥粒大，灸之以助暖氣歸腹也。浴則以虎骨捶碎一兩、連根蔥白三莖煎湯沸，以豬膽一個取汁入湯內，帶溫洗。一云：宜用桃、梅、李根皮煎洗尤佳。皆所以拔除不祥之氣也。

小兒臍風撮口噤風

小兒生後有染所謂臍風、撮口噤風等証者，蓋臍風乃斷臍後爲水濕風冷所乘，入于臍而流于心脾，遂臍突、多啼、阻乳。若臍邊青黑、撮口、爪甲黑、發搐，不治。亦有熱在胸堂，伸引弩氣，此胎中母多驚悸，或食熱毒所致。又或臍帶初下，連日洗浴，以致湯氣入腹而生，皆不可不慎也。撮口者，七日之內面赤喘急、啼聲不出，由胎氣挾熱，兼風邪入臍，流毒心脾經。若舌強唇青，撮口聚面，阻乳，口出白沫，四肢[1]冷，不可治。或肚脹吊疝引痛，皆脹胃，鬱結不通，法宜疏利。撮口最爲惡症，七日後，方始可免。又噤風者，眼閉口噤，啼聲漸小，舌上聚肉如粟米狀，阻乳，口吐白沫，大小便皆通，由胎中受熱，流毒于心脾，或初生復感風邪所致，自滿月至百二十日見此，名曰犯風噤。手足拳、口不開者，不治也。又有所謂鵝口者，若自內生出可治，自外生入不治。有慕口者，唇舌俱白；重舌者，舌腫滿口；木舌者，舌腫硬。亦皆心脾積熱所致也，更當推類求治可也。

張氏方治臍風散　歌云：張氏醫臍風，蝎蛸瞿麥同，薑鹽真者妙，赤脚金頭蚣。
赤脚金頭蜈蚣一條　蝎蛸[2]四尾　真薑鹽七個　瞿麥五分
右爲末。先用鵝毛管吹藥鼻內，令嚏噴啼叫，爲可醫；後用薄荷調服。若服藥不效者，取然谷穴，在內踝前踝骨下陷，可灸三壯，立效。
定命散　歌云：定命散何言，麝香非所先，蜈蚣必金赤，生用川烏尖。
金赤蜈蚣半條，酒浸，炙乾　生川烏尖三個　麝香少許，別研
右爲末，和合。先吹入鼻內，嚏啼，可治。次用薄荷湯調下。

小兒口舌生瘡方
用吳茱萸作末，醋調傅脚心，拔下熱氣則愈。
又方：用地龍研傅，亦佳。
又方：用南星末，醋調貼脚心，立效。
又方：以硃砂、白礬等爲末，先拭舌上，井水嗽之，卻傅藥卽愈也。

小兒諸風論
小兒急慢驚風，古謂陰陽癇也。急者屬陽，陽盛而陰虧；慢者屬陰，陰盛而陽虧。陽動而燥疾，陰靜而遲緩，皆因臟腑虛而得之虛。發熱則生風，是以風生于肝，痰生于脾，驚出于心。熱出于肝而心亦熱。以驚風痰熱合爲四証：搐搦、掣、顫及引竄視；爲八候：凡眨眼、搖頭、張口、出舌、唇紅、臉赤、面眼唇青及瀉皆青。髮際印堂青筋、三關虎口紋[3]紅紫或青者，皆驚風候也。大抵肝風、心火二者交爭，必挾心熱而後發，始于搐，故[4]熱必論虛實，証先分逆順，

1　肢：原誤作"治"。據文義改。
2　蝎蛸：卽"蝎梢"（蝎尾）之異寫，見《幼幼新書》卷九。
3　紋：原作"絞"。看小兒指紋是中醫兒科重要的診斷方法之一，故"絞"乃"紋"之形誤，據文義改。後同此誤者徑改。
4　故：原誤作"放"。據《幼科証治準繩》卷二《肝臟部•急慢驚風總論》改。

治則有後先。蓋實熱爲急驚，虛熱爲慢驚。慢驚當無熱，其發熱者，虛也。急驚屬陽，用藥以寒；慢驚屬陰，用藥以溫。然又必明淺深、輕重、進退、疾徐之機。故曰：熱論虛實者，此也。男搐左視左，女搐右視右；男眼上竄，女眼下竄；男握拇指出外，女握拇指入里；男引手挽，左直右曲，女引手挽，右直左曲。凡此皆順，反之則逆。亦有先搐左而後雙搐者，但搐順則無聲，搐逆則有聲。其指絞攣，弓入里者順，反外者逆，出入相半者難痊。故曰：証分逆順者，此也。陽病陰脉，陰病陽脉亦爲反。凡熱盛生痰，痰盛生驚，驚盛生風，風生發搐。治搐先于截風，治風先于利驚，治驚先于豁痰，治痰先于解熱。其若四証俱有，又當兼施并理，一或有遺，必生他証。故曰：治有先後者，此也。綱領如此，若分三者言之，暴烈者爲急驚，沉重者爲慢驚，至重者肝風木之尅脾土，則爲慢脾驚風矣。

試效天麻散　歌云：試效天麻半夏，茯苓甘草相勻，再加柴胡白术，黃連牛膽南星。

治小兒急慢驚風，效驗如神。

天麻　半夏　甘草　茯苓　白术　加柴胡　牛膽南星　黃連

右水二鍾、薑三片，煎取八分，去滓服。小兒量與之。

珍珠丸　歌云：白附子内用南星，巴豆將來滑石侵，輕粉糊丸如豆大，服之其效世爲珍。

治小兒急慢驚風，發搐涎潮，壯熱，痰嗽壅塞。

白附子　滑石　巴豆十五個，去油　輕粉　南星各一錢

右爲末，糊丸如小豆大。三歲一二丸，葱白湯下無時。

人參羌活散　歌云：人參羌活柴前胡，更有川芎殼茯夫，北梗天麻地骨草，許多加法用參同。

治初作急驚，散風邪，除風熱。

羌活　獨活　柴胡　川芎　人參　甘草炙　白茯苓各一兩　前胡　桔梗　地骨皮　天麻酒浸，焙各五錢　制枳殼[1]

右㕮咀。每服一錢，水半盞、薑一片、薄荷一葉、棗半個，煎服。

木通散　歌云：名爲木通散，山栀又大黃，甘草與羌活，茯苓赤者良。

能瀉肝風、降心火，最利驚熱。

山栀二錢　大黃紙裹煨　羌活　木通　赤茯苓　甘草炙，各一錢

[1] 制枳殼：此方未出劑量。據《普濟方》卷三百六十八《嬰孩子傷寒門》"人參羌活散"：枳殼（一兩，去瓤，炒）。供參考。

右爲末。每服一錢，柴、蘇煎湯調下。

定搐散　歌云：天麻白附與南星，雄乳硃砂代赭并，赤脚蜈蚣將腦麝，白花蛇首蝎梢群。

治急驚四証八候併作。

天麻　白附炮　南星炮，五錢　蝎梢炒，一分　硃砂一錢　代赭石一兩，醋淬，煅七次　雄黃　乳香各一錢　白花蛇頭一分，酒炙　赤脚蜈蚣一條，酒炙　腦　麝各一字

右爲細末。每服五分，金銀薄荷湯下。煉蜜丸調亦佳。

宣風散　歌云：醫訣取宣風，檳榔共橘紅，黑牽牛可用，甘草必相同。

疏導風熱，驚、風、痰、熱四証俱備者，極效。

檳榔二個　甘草　橘紅各五錢　黑牽牛取末，二兩，半生半炒

右爲末。每服五分，蜜湯調下。

鄭氏清脾饮　歌云：鄭氏清脾羌活芎，人參白术夏相同，姜鹽白附并全蝎，甘草南星可奏功。

治方傳慢驚，尚有陽症，或吐瀉，多困不醒[1]，欲生風候。

人參　白附　南星　半夏制　全蝎　姜鹽　白术　川芎　羌活　甘草

右各等分，爲飲子。三歲一錢，水半盞、薑三片、冬瓜仁三七粒，煎服。

星香全蝎散　歌云：陳皮之內有人參，甘草其中作主盟，全蝎取來均用處，木香辨下拜南星。

治慢驚風，昏迷痰搐。

南星濕紙煨，二錢　木香　人參　陳皮各一錢　全蝎炙，二個　甘草炙，五分

右細剉。每服一錢，入紫蘇、薑、棗濃煎，旋以匙送下。有熱，加防風。

助胃膏　歌云：助胃膏中首术參，丁檀茴木四香勻，再加白蔻并蓮肉，甘草將來劑便成。

治慢風吐瀉，不進乳食。

人參　白术　蓮肉各二錢　丁香　檀香　舶上茴香炒　白豆蔻仁　木香　甘草炙，各一錢

右爲末，粟米丸如梧子大。每一丸陳米飲湯調下。脾困不醒，同冬瓜煎湯。

湯氏八仙散　歌云：天麻白附花蛇肉，全蝎南星半夏麴，防風再用冬瓜仁，湯氏八仙可醫國。

治慢驚虛風。

天麻　白附炮　花蛇肉酒炙　防風　南星炮　半夏麴　冬瓜仁　全蝎

---

1 醒：原誤作“惺”。據《普濟方》卷三百七十一《嬰孩子驚風門》引“清脾飲”改。

右各等分。每服一錢，薑、棗、薄荷煎，或加炒薑鹽。慢驚加川烏。

黑附湯　歌云：黑附南木香，白附甘草嘗，四味合成劑，服之何其良。

治慢脾風，四肢厥冷，生胃回陽。

附子炮，三錢　南木香一錢半　白附子一錢　甘草炙，五分

右爲作一貼，薑五片，煎取半匙送下。演山有南星、半夏、白术。

幼方术附湯　歌云：幼方用大附，白术木香助，甘草在其中，肉蔻可相互。

治慢脾風，身弓髮直，吐乳貪睡，汗流不已。

大附子炮　白术二兩，煨　木香五錢　甘草炙　肉豆蔻一枚，面裹煨

右咬咀。每服五錢，水半盞、薑三片、棗一個，煎服。如慢驚、慢脾等証，服藥不效者，但看兩脚面中間陷處有太衝脉，即灸百會穴，直取前後髮際折中，橫取兩耳尖折中，在頭之中心是也，艾炷約小麥許，但四五壯而止，灸後仍與醒脾藥。

抱龍丸　歌云：抱龍丸內有雄黃，天竺辰砂共麝香，牛膽南星同一處，小兒驚搐即時強。

治風痰壅盛，驚搐昏睡。

雄黃一錢　辰砂　天竺黃各四錢　麝香一錢　牛膽星八錢

右爲末，煮甘草糊爲丸如皂夾子大。三歲一丸，量大小與服，薄荷湯化下。

萬金神效丹　歌云：萬金只二品，次用真輕粉，開首取硃砂，神效丹無等。

治小兒急慢驚風，百無不應。

硃砂三錢，另研極細　真輕粉三錢，另研

右七月初五日取青蒿上蟲，不以多少，于瓷器內研；次入硃砂、輕粉，三味丸如米粒大。周歲小兒，乳汁送下一丸；過周歲者，燈心棗湯吞下二丸，化下亦可。

發癇方論

癇爲小兒惡病，古云：驚風三發便爲癇，以其病關五臟，故有五癇之名。其發也，如驚風狀，但發而四體柔軟時醒者，爲癇；若一身強硬，終日不醒，則爲痓痙。治法先審驚、風、食三種，陰、陽二証別之。風癇者，風邪乘虛，有熱生痰，先與化痰散熱、安神定搐，然後治風；驚癇者，駭怖積驚，啼叫恍惚，先涼三焦，去熱化痰，然後治驚；食癇者，食時得驚停結，大便酸臭，先寒後熱，先與推下，然後治癇。陽癇則身熱，抽掣啼叫，面光，脉浮，病在腑，易治；陰癇身無熱，手足冷，不掣不啼，面黯，脉沉，病在臟，難愈。或仰臥屬陽，覆臥屬陰，可驗大概。血滯心竅，邪氣入心，積驚成癇，清心調血，順氣豁痰，又其要也。尋

常小兒有痰有熱，阻乳，不睡，時常驚悸，皆癇之漸，卽以紫霜丸導之，量輕重以減其盛氣，可免驚風、癇癪之患。癇証方萌，耳後高骨間有青紋，紛紛如線，見之急爲爪破，出血啼叫，尤得氣通。仍曬兒衣，恐有純雌落羽所污，卽作癇也。諸癇暗不能言，此風傷其氣，痰滯于心，以南星爲末，雄猪膽汁少許，唵之輒效。

急驚風証治

急驚風之候，真搐，牙關緊急，壯熱潮涎，竄視反張，搐搦顫動，噤[1]口，眉眼眨引頻并，口中氣冷，臉赤唇紅，大小便黃赤，其脉浮數[2]洪緊。此內挾實熱，外感風邪，心家受熱積驚，肝家生風發搐，肝風、心火二臟交爭，血亂氣併，痰涎壅盛，百脉凝滯，關竅不通，風氣蓄盛，無所發泄，故暴烈也。又有搐搦反張斜視，而牙關不緊，口無痰涎而氣熱，未可直指以爲驚風，是傷風、傷寒、夾食、夾驚、疹痘等証，此卽錢氏假搐之説，又各依本証施治矣。又急驚搐搦，不可把握，但扶持之，恐風癇逆入經絡，遂使手足拘攣成廢疾也。治要大有次第，有輕重，通關以後且與截風定搐，風搐既定，卻下痰熱爲當。若患在痰熱，未有驚風，只可退熱化痰，不可妄投驚風之藥。蓋藥中多用寒涼，恐引入痰熱入經絡。凡病在熱，不可妄治痰，止當解表；病在驚，不可妄治風，蓋驚由痰熱得，只可退熱化痰；病在風，不可便治搐，蓋風由驚作，只可利驚化痰，其風自散故也。有搐，須用截風散驚，若治驚而痰不化，熱亦不退，驚安得自止？化其痰，熱若不退，風亦不散，痰安得去？是知"不治之治，所以治之"之謂也。急驚初傳，風搐得定，而痰熱一泄，又須急與和胃定心之劑。若搐定而痰熱無多，則但用輕藥消痰除熱可也。且急驚証源在于去肝風、降心火，《幼幼書》以爲治要之説也。

慢驚風証治

慢驚風之候，或吐或瀉，涎鳴微喘，眼開神緩，睡則露睛，驚跳搐搦，乍發乍靜，或身熱身冷，或四肢熱，或口鼻冷氣，面色淡白淡青，眉唇間或青黯，其脉沉遲散緩。蓋由急驚過用寒涼，或轉大驟傳變成之。又有吐利不止而成者；有氣虛暴吐瀉而成者；有夏月脾胃伏熱，大吐瀉，當解暑熱，不可專曰固陽；有臟虛洞泄成者；有久利氣脫而成者；有下積取瀉成者；有吐血瀉血而成者；有傷寒傳變陰証成者；有得之久嗽作癇者；有得之發癇不已者；有得之蟲

---

1 噤：原缺損闕字。據《小兒藥証直訣》及《普濟方》等急驚風症狀義補。
2 數：原缺損闕字。據《小兒藥証直訣》及《普濟方》等急驚風症狀義補。

積衝心者；有得之卵腫疝氣腹痛。其或汗出太過，脾困煩渴，四肢浮腫，大小便閉，走馬急疳，并傳慢候。惟吐瀉積痢成虛致之，則証變甚速。凡終經吐瀉，便是慢驚，須用溫中扶里。或搐來緊急，乃慢驚初傳，尚有陽証，不可誤作急驚用藥。世言搐慢爲慢驚，非也，若泥此，往往指慢脾爲慢驚矣。凡慢驚，男子以瀉得之爲重，女子以吐得之爲重。又吐有五証，瀉有五証，各明所因主治。古云：病家怕驚不怕瀉，醫家怕瀉不怕驚。如因泄瀉不止，且先治瀉，若更治風則驚風愈甚。如因他証，例當循原施治也。其慢驚候，若從急驚傳來，只可截風調胃，均平陰陽，不可全用陽藥，使陽歸陽，復作急驚之候，用藥施治，無過、不及可也。慢驚陰重陽虛，諸經已虛，不宜通關，又涼其臟，易作慢脾風。慢驚危急，如眼睛昏定，定而不眨，雖眨不左右顧，或竄視，四肢厥冷，汗出如流，口面黔黯，指甲黑，四體垂軃。至重慢驚証，眼半開半合，以[1]睡不睡是也。其脉或浮或沉，或熱或涼，或吐或瀉，或不吐瀉，或食乳，或阻乳，名半陰半陽合病，卽如傷寒半表半里也。

慢脾風証治

慢脾風之候，面青頰汗，舌短頭低，眼合不開，睡中搖頭吐舌，頓嘔腥臭，噤口咬牙，手足微搐而不收；或身冷身溫而四肢冷，其脉沉微，陰氣極盛，胃氣盛虛，蓋由慢驚之後，吐瀉損脾，病傳已極，總歸虛處，惟脾所受，故曰脾風。若逐風則無風可逐，若治驚則無驚可治，但脾間痰涎，虛熱往來。其眼合者，脾困氣乏，神志沉迷，痰涎凝滯而已。然慢脾之名，又曰虛風。小兒或吐或瀉之後，面色虛黃，因虛發熱，才見搖頭斜視等証，卽爲脾風之候，不必皆因急慢風傳次而至也。然但言脾而不言胃，何也？蓋胃爲腑屬陽，非若脾乃陰臟也，故小兒病傳在腑多自愈，在臟不可治。蓋小兒純陽之氣，在腑爲順，在臟爲逆，古人皆理其臟，未言治腑。慢脾惟吐與瀉、積與痢傳入慢候，其証變至速，虛又速也。治必循次和平，無令速愈之理，既和且平，調脾養胃，不可過劑也。錢氏有黃土湯，以土勝水，得其平則風自止，以脾土爲本也，大要在于生胃回陽。若眼半開半合，手足不冷，証候尚在慢驚，則勿用回陽；或已入慢脾而陽氣未甚脫者，亦未可卽用硫黃、附子等劑，手足微暖，仍以醒[2]脾散等調之可也。

1　以：此字疑爲"似"之形誤。
2　醒：原作"腥"。據文義改。

紫霜丸　歌云：紫霜代赭石，巴豆赤石脂，杏仁來作伴，丸用自相宜。

治食癎，先用此取積不虛人。

代赭石煅,醋淬,研　赤石脂各一兩　巴豆三十粒,去皮油,炒,研　杏仁五十個,去皮、尖,麵炒別研

右合研，細飯丸麻子大。每服三丸，米湯飲下。

化風丹　歌云：化風黃牛膽，羌獨又防風，天麻人參草，荊芥及川芎。

治風癎。

黃牛膽法制,二錢　羌活　獨活　防風　天麻　人參　荊芥穗[1]　川芎　甘草各一錢

右爲末，煉蜜[2]丸皂子大。每一丸，薄荷、紫蘇泡湯化下。

試效五癎丸　歌云：試效五癎丸，晉礬可向前，硃砂次于後，茶芽必相兼。

通治五癎，無問大人小兒、年深日久。

晉礬四兩　茶芽四兩　硃砂四錢,水研

右爲末，薄糊丸如綠豆大。每服一二十丸，臨睡茶湯送下。大人加至一百丸。

獨活湯　歌云：獨活與麻黃，川芎及大黃，甘草居其內，五品合成湯。

治風癎，解表通里。

獨活　麻黃去節　川芎各一錢　大黃焙　甘草炙,各五分

右剉散。每三字，薑二片煎。有內熱，加天麻、防風、細辛二錢、犀角少許，去麻黃、獨活。

附小兒雜病方

天麻防風丸　歌云：天麻爲首次防風，蝎尾人參雄麝同，薑草牛黃皆作末，硃砂均伴見神功。

治小兒驚風，身熱喘促，多睡，手足搐搦，精神昏憒。

天麻　防風　人參各一兩　蝎尾炒　甘草　硃砂　雄黃各二錢半　牛黃　麝香各一錢　薑蠶炒,半兩

1　穗：原誤作"稳"。據《普濟方》卷三百七十七《嬰孩一切癎門》"化風丹"改。

2　蜜：原誤作"密"。據《普濟方》卷三百七十七《嬰孩一切癎門》"化風丹"改。下同誤者，徑改不注。

右爲末，煉蜜丸[1]如櫻桃大。每一丸薄荷湯化下。

豆蔻香連丸　歌云：小兒泄瀉有奇方，豆蔻黃連共木香，細末爲丸如米大，服之卽刻便安康。

治泄瀉，腹痛腸鳴。

黃連炒　肉豆蔻　木香各三錢

右爲末，粟米飯丸米粒大。每十五丸至三十丸，日夜各四五服，米湯飲下。

參杏膏　歌云：款冬花內用人參，訶子阿膠共杏仁，貝母甘同五味子，惡心咳嗽卽時停。

治小兒久新咳嗽氣急，惡心有痰，咯血。

人參　阿膠炒　杏仁炒　款冬花　五味子　甘草　訶子　貝母

右等分。爲末，煉蜜丸如雞頭實[2]大。三歲一丸，白湯化下。

蘆薈丸　歌云：檳[3]榔蘆薈木香丸，蕪荑青陳巴豆兼，更用蝦蟆酒浸炙，和之豬膽卽成丸。

治小兒疳氣，腹急骨熱。

蘆薈　木香　檳榔各三錢　黃連一兩　蕪荑去皮　青皮　陳皮各半兩　巴豆七粒，去油，炒　蝦蟆酒浸，炙黃，去骨，一兩

右爲末，豬膽丸小豆大。三歲三十丸，米飲湯下。

惺惺散　歌云：散理惺惺時氣和，人參桔梗細辛磨，瓜根白术茯苓草，煎法些須入薄荷。

治傷寒時氣，風熱痰壅，咳嗽氣不和。

桔梗　細辛　人參　甘草炒　白茯苓　白术　瓜蔞根各七分

水一盞，煎七分，入薄荷些少。方[4]加防風、川芎各三分。

調胃理中飲　歌云：調胃理中飲，黃連陳朴薑，烏梅白芍藥，甘草蒼术當。

治小兒生冷所傷，肚腹疼痛，大便或實或溏，面色痿黃，蛔出。

陳皮一錢　乾薑　厚朴　黃連薑炒　烏梅　白芍藥各五分　甘草二分　蒼术[5]

右水一盞，煎五分，稍熱服。如嘔吐蛔出不止，加鍋灰五分。

錢氏白术散　歌云：錢氏白术散，人參又茯苓，甘草與乾葛，木藿二香成。

治小兒脾胃久虛，大便不實，飲食少進。

1　蜜丸：原誤作"密"。據《仁齋直指方》卷八"天麻防風丸"補改。

2　煉蜜丸如雞頭實：原誤作"煉密如雞豆"。據《普濟方》卷三百八十七《嬰孩咳喘門》引"參杏膏"補改。

3　檳：原誤作"礦"。據下文處方改。

4　方：此前疑脫"一"字。言另一方也。

5　蒼术：此药未出劑量。

人參　白术　茯苓　甘草　藿香　木香各三分　乾葛二錢四分

右水一盞，煎取四分[1]，去滓服。

橘皮丸　歌云：小兒癖積堅，二兩橘皮丸，五錢巴豆炒，去巴不須言。

治小兒癖積，堅硬不下。

陳橘皮二兩　巴豆五錢，去皮

右將橘皮剉碎，以巴豆同炒令重黃色，揀去巴豆不用，只以陳皮爲末，軟爛飯爲丸如綠豆大。每服一十丸，食前姜湯送下，量兒大小加減丸數。

橘連丸　歌云：小兒疳瘦不生肌，一兩黃連與橘皮，丸用麝香豬膽和，量其大小減加之。

治小兒疳瘦，久服消食和氣，長肌肉。

陳皮一兩　黃連一兩半，淨，米泔浸一宿

右爲末。另麝香五分和勻，同豬膽柒個，分藥入膽內，漿水煮，臨熟時用鍼微扎破，以熟爲度，取出。粟米爲丸如綠豆大。每服十丸至二十丸，米飲湯送下，量大小加減之。

小兒瘡豆瘡論

夫疹、豆、瘡証，在小兒必不能免者，蓋由其在胎之時，乃母五臟所養而成形。若母不守禁忌，恣意所欲，好啖辛酸毒食，氣搏于胞胎之中，兒受此毒，名曰三穢液毒，以成瘡疹。一者，五臟六腑穢液之毒，發爲水泡之瘡；二者，皮膚筋肉穢液之毒，發膿[2]水泡之瘡；三者，氣血骨髓穢液之毒，發膿血水泡之瘡。人生無不發疹痘者，自幼及長，止生一次，又名百歲瘡。其始發之時，有因傷風、傷寒而得者，有因時氣傳染而得者，有因傷食嘔吐而得者，有因跌撲、驚恐、蓄血而得者。或爲竄眼禁牙、驚搐如風之証，或口舌、咽喉、腹肚疼痛，或煩躁、狂悶、昏睡，或自汗，或下痢，或發熱，或不發熱，証候多端，卒未易辨，亦須以耳冷、骫冷、足冷驗之。蓋瘡疹屬陽，腎臟無証，耳與骫、足屬于腎，故腎之所部獨冷也，又不若視其耳後有紅脉赤縷爲真。調護之法，首尾俱不可汗下，但溫涼之劑兼而濟之，解毒和中安表而已。凡已發未發，并與紫蘇飲爲當。虛者益之，實者損之，冷者溫之，熱者平之。如苟妄汗則榮衛既開，轉增瘡爛；妄下則正氣內脫，變而歸腎，身體振寒，耳骫反熱，眼合，肚脹，其瘡黑壞，十無一生。其壞瘡者，一曰內虛泄瀉，二曰外傷

1　分：原誤作"方"。錢氏《小兒藥証直訣》卷中"白术散"無此語，僅云"每服三錢，水煎"。據文義改。

2　膿：原作"濃"，"膿""濃"通假，但不加區分則易影響理解，故仍各按實義選用。

風冷，三曰變黑歸腎。又有重變乎輕，有輕變乎重。凡豆瘡初出之時，須看當心處，若稠密，急宜消毒飲加山查、黃芩酒洗、紫草；減食，加人參。近世治療豆瘡，有專用陳氏木香散、異功散者，殊不知彼立方之時，爲運氣在寒，又值嚴冬大寒爲因，寒氣鬱遏，豆瘡不紅綻，故用辛熱之劑發之。今人不分時冷寒熱，一概施治，誤人多矣。今亦具其方于後，用者要當斟酌，切莫致誤可也。

豆[1]瘡証治大要

小兒痘瘡，春夏爲順，秋冬爲逆。其已出未出之間，有類傷寒之証，憎寒壯熱，身體疼痛，大便黃稠，此正病也。若無他証，不宜服藥。凡療痘瘡，先分表裏虛實，若四者不分，則無以治。如表裏俱實者，其瘡易出易靨；如表實裏虛，其瘡易出難靨也。瘡疹表虛而裏實，毒蓄于臟腑而漸泄于皮膚；傷寒表實而裏虛，邪始于皮膚，而次傳于臟腑，所以不同。其調解之法，在治血調氣、安表和中、輕清消毒，溫涼之劑，二者得兼而已。溫如當歸、黃芪、木香等劑，涼如前胡、乾葛、升麻等劑。佐之以川芎、芍藥、枳殼、桔梗、羌活、木通、紫草、甘草之屬，則可以調適矣。但小兒凡覺身熱，証似傷寒，若未經瘡痘，疑似未明，且先與惺惺散、參蘇飲或人參羌活散。熱甚，則與升麻葛根湯、人參敗毒散；瘡豆已出，則少與化毒湯；若或已出未出之間，或瀉渴，或腹脹，或氣促，病在內，謂之裏虛，速與十一味木香散治之；若其瘡已出，不光澤，不起發，根窠不紅，病在外，謂之表虛，速與十二味異功散治之；使或其瘡不光澤，根窠不紅，又或瀉渴，或腹脹，或氣促，是表裏俱虛，速與異功散下肉豆蔻丸；若豆瘡始出，一日至十日，渾身壯熱，大便黃稠，是表裏俱實，其瘡必光澤，起發肥滿，易靨，無傷也。蓋痘瘡乃臟腑穢液之毒發皮肉之間，脾主身之肌肉，肺主身之皮毛，今疹痘出，是肌肉皮毛受其病，治法當先調和脾肺，滋養血氣，使脾不虛，肺不寒，表裏衝和，自然易出易靨。經云：表病裏和，故不治而愈也。

痘瘡當慎藥物

小兒痘瘡，雖出不快，皆因毒氣壅盛。妄謂其熱，用藥宣利解散，致令臟腑受冷，榮衛澀滯，則血氣不能充實皮膚肌肉，其瘡不得發，充滿結實成痂，故多癢塌，煩燥喘渴而死也。凡痘瘡發熱口乾，煩渴不止，切不可與水及蜜并

1　豆：通“痘”。

紅柿、西瓜、柑橘等物，又不可妄投清涼消毒散等藥，恐冷氣內攻，濕損脾胃，則腹脹喘悶，寒戰咬牙，必難治矣。咬牙者，齒槁，腎氣不榮故也。人始見小兒壯熱憎寒，鼻鳴氣急，未明瘡疹之証，妄作傷風、傷寒治之，或以解藥出汗，或食藥宣導，因此表虛難出，里虛難靨，爲害非輕也。今于小兒或瀉水穀，或瀉白色、淡黃色者，以七味豆蔻丸煎木香散下之，瀉止即不必服。小兒如瀉頻多，津液內耗，血氣不榮，瘡雖起發，亦不能靨也。如身溫腹脹，咬牙喘渴者，難治，緣水穀去多，津液枯。渴而欲飲水不止者，真氣蕩散而死亦速。與十一味木香散救之，不愈，速用異功散爲效。如一小兒患瘡之時，或四五日不大便者，可用肥嫩豬脂一塊，以淡白水煮熟，切如豆大與兒食，令臟腑滋潤，瘡痂易落，百無礙滯。切不可投宣利藥，恐內虛瘡毒入里。若小兒六七日身壯熱，不大便，其脈緊盛者，可服三味消毒飲，微得利即止。不大便而不脹，亦可不服也。又以小兒神氣軟弱，痘瘡自初出，二三日至十二三日，忌外人往來，恐有卒暴風寒、穢惡之氣觸污。凡痘瘡初出，至未愈欲愈、已愈之際，子母當先慎口，禁食葱、韭、薤、蒜、獐[1]、兔、雞、犬、河海魚腥等物，及房事月候尤忌觸忤，常以葫荽酒噴灑坐臥屋壁之間可也。

痘瘡逐日見証

小兒痘瘡二三日，始見微微方欲出者，如粟米、如黍米、如綠豆大，似水珠光澤明淨佳者，四日、五日，其瘡大小不一，根窠紅，光澤明淨，不必服藥。如齊出稠密陷頂，灰白色，瀉渴者，宜服七味肉豆蔻丸，以十一味木香散送下。六日、七日，其瘡肥紅光澤者，不藥自愈；如身溫氣促，口乾腹脹，足指冷重者，以十一味木香散加丁香、肉桂服之可也。八日、九日，其瘡當靨，瘡痂欲落者，自愈也，亦不必藥；若瘡當靨不靨，身或熱或不熱，肚脹煩渴，及頭溫足冷，或氣促瀉渴，不可與水、蜜、冷物，若與之即死，急煎木香散救之，不愈，速用異功散爲效。十日至十一日，當靨不能靨，身不壯熱，悶亂不寧，臥則硬氣，煩渴咬牙者，急煎異功散加木香、當歸，以救陰陽表里，若與水、蜜、冷物者即致死亡。十二日、十三日，瘡痂既落，其瘢尤黶，或凹或凸，肌肉尚嫩，不可澡浴，不可炙煿、五辛、酸辣、有毒之物，恐熱毒攻肝，眼目生翳，若不依此，必爲目患，可服三味穀精散救之，至十三日可保平安。首尾不可與水，若誤與之，

---

1 獐：原作“麞”。同“獐”，據改。

瘡靨之後，其痂遲落，或身生癭腫；若鍼之則成疳蝕瘡，膿水不絶，甚則面黃唇白，難愈。蓋脾胃主肌肉，飲水多濕，脾摶肌虛則津液衰少，榮衛澀滯，故瘡痂遲落而生癭也。黃帝曰：飲有陰陽，何也？好飲冷者，冰雪不知寒；好飲熱者，沸湯不知熱。岐伯曰：陽盛陰虛，飲冷不知寒；陰盛陽虛，飲熱不知熱。故治之陽盛陰虛則補陰，可用木香散加丁香、肉桂；陰盛陽虛，可用異功散加木香、當歸治之也。

痘瘡不治証

凡小兒痘瘡，不治之証有五：癢塌，寒戰，咬牙，渴而不止，一也；其色紫黑，喘渴不寧，二也；頭溫足冷，悶亂飲水，三也；其色灰白陷頂，腹脹喘渴，四也；咬牙氣促，瀉泄煩渴，五也。凡此五者，有一必爲不治，人亦當仔細處治，以求死中之生，決不可坐視而不救也。

參蘇飲　歌云：參蘇飲子首前胡，乾葛茯苓半夏扶，枳殼陳皮甘草桔，煎之薑棗疾祛無。

治小兒頭疼，惡熱身倦，咳嗽有痰，未見痘瘡，隨手可用。

前胡　人參　蘇葉　乾葛　半夏湯泡，薑汁制　茯苓　枳殼　陳皮　甘草　桔梗

右剉。薑三片、棗一枚，水煎熱服。

升麻葛根湯　歌云：升麻葛根湯可酌，更用炙草同白芍，若加糯米及人參，紫草當歸尤妙藥。

治小兒痘[1]疹，發熱惡寒。如痘瘡已出，切不可用。

白芍藥　川升麻　甘草炙　葛根各等分

右每服三錢，水一盞，煎六分，稍熱服，無時。演山[2]加糯米、人參、紫草、當歸，尤佳。

十一味木香散　歌云：木香大腹桂人參，訶子陳丁夏茯苓，甘草前胡各等分，味爲十一散成名。

1　痘：原作“頭”。據《普濟方》卷四百三《嬰孩痘疹門・痘瘡未見方可表發》“四味升麻葛根湯”改。

2　演山：即元代醫家曾世榮，字德顯，號育溪，又號演山翁。著《活幼口議》。

大腹皮　木香　官桂　前胡　陳皮　丁香　訶子肉　人參　半夏薑制　赤茯苓　甘草炙

右各等分。每三錢，水一鍾、薑三片，煎七分，空心服。量兒大小加減。

十二味異功散　歌云：木香官桂人參朴，肉蔻陳歸白术同，半夏丁香茯附子，加薑熱服取異功。

木香　當歸　人參　陳皮　厚朴薑制　丁香　肉豆蔻各二錢半　官桂　白茯苓　白术各二錢　半夏薑制　附子炮，去皮，各一錢半

右每服三錢，水一盞、薑三片，煎七分，空心，稍熱服。病有大小，以意增減，臨時斟酌。

七味肉豆蔻丸　歌云：木香砂仁依，白礬赤石脂，肉蔻白龍骨，訶子七味齊。

木香　砂仁各三錢　白礬　赤石脂各七錢半　白龍骨　肉豆蔻　訶子肉各五錢半

右爲細末，糕糊丸黍米大。周歲兒五十丸，三歲一百丸，溫米湯下，無時。

六味人參散　歌云：六味人參散，麥門甘草陳，白术厚朴濟，煎服效通靈。

麥門冬去心，一兩　人參　甘草炙　陳皮　白术　厚朴薑制，各五錢

右每服三錢，水一盞，煎六分，稍熱服。量兒大小加減。

六味柴冬散　歌云：甘草柴胡合，人參與黑參，麥門龍膽草，六味效如神。

人參　黑參　甘草炙　柴胡各二錢半　麥門冬去心，三錢　龍膽草一錢半

右每服三錢，水一盞，煎六分，稍熱服。量兒大小加減。

三味穀精散　歌云：三味之終黑豆皮，穀精蛤粉兩相齊，豬肝滲藥同胞煮，竹刀開肝作二批。

穀精草一兩　生蛤粉一兩　生黑豆皮二錢

右爲細末。豬肝一葉，竹刀批作兩片，滲藥，縛在瓦器內，慢火煮熟。令兒食之無時。

紫草木通湯　歌云：紫草人參品最良，茯苓糯米更相當，木通甘草中間合，便利還加南木香。

紫草　人參　木通　茯苓　糯米各等分　甘草減半

右每服二錢，水煎溫服。內虛，大便利者，可加南木香，去紫草。

已上七方，治法俱開《痘瘡逐日見証》論內。

試驗歸芪飲　歌云：試驗歸芪生地黃，人參甘紫草相當，麥門陳欠茯苓後，更用防風劑始良。

治痘瘡已灌未灌，色不光澤，或膿泡，或小泡，欲靨未靨，表虛里熱，不能結痂，心煩焦作，此宜服之。

黃芪　當歸各一錢　生地黃三分　茯苓五分　麥門冬三分　甘草二分　紫草五分　人參二分　陳皮　防風各三分

右水二鍾，煎至一鍾，去滓溫服。量小兒能受與之。

犀角消毒飲　歌云：犀角鼠粘子，甘草生地黃，赤芍荆芥穗，牡丹皮可嘗。

治瘡疹已出，皮膚熱，眼熱，恐生餘毒。

鼠粘子二錢　荆芥穗一錢　甘草五分　犀角五分　生地黃　赤芍藥各一錢　牡丹皮五分

右水一盞，煎取五分，去滓服。一方以牛蒡子炒二錢、荆芥穗、甘草各一錢，名**三味消毒散**。

化毒湯　歌云：化毒用何攻？先須紫草茸，升麻并國老，糯米粒煎同。

瘡痘已發，以此消毒。

紫草茸五錢　升麻　甘草炙，各二錢半

右剉散。每服二錢，糯米五十粒同煎服。一方豆瘡初出時，以絲瓜連蒂三寸，連皮子燒存性爲末，入硃砂末、沙糖調服，多者可減，少者可無，神效。

調解散　歌云：調解青陳桔梗，乾葛殼夏川芎，紫甘二草木通同，減半人參可共。

治豆瘡已發，或爲風冷所折，榮衛不和，或宿食所傷，内氣壅遏，以致冰[1]硬，并治。

青皮　陳皮　桔梗　枳殼制　半夏制　川芎　木通　乾葛　甘草　紫草各等分　人參減半

右剉散。每服二錢，姜、棗水煎服。

豆皮飲　歌云：小兒痘瘡入服，白菊綠豆新皮，穀精草用取真的，爲末粟泔煎柿。

治痘瘡入眼生翳。

白菊花　新綠豆皮　真穀精草各一分

右爲末。每一錢，乾柿一個、粟米泔一盞同煎。候米泔盡，吃乾柿，日二枚。

1　冰：原誤作"水"。據《普濟方》卷四百三《嬰孩痘疹門》"調解散"改。

外科卷[1]

---

1 外科卷：原無此標題，亦未載於原目錄，僅卷末題"薑齋醫要外科卷終"，故知原書尚有
　後補之外科卷。然該卷今僅餘數首綿花瘡方，無法臆測其原貌。今據卷末所載補此
　卷名。

綿花瘡方　歌云：服多輕粉腫塊破，遺糧皂角歸翹稱，荆芥防風甘草同，虛氣加參病安妥。

治多服輕粉，致成腫塊，破爛不能行走者，服之有效。

仙遺糧[1]又名小猪糞，俗言硬飯塊，半斤　當歸梢　連翹　荆芥　甘草　防風　猪牙皂角　羌活已上各五分。如氣虛，加人參

右用水一斗，煎至七升，日進數十次。忌食茶、酒、生冷、一應發毒之物。服之十日有應。

綿花瘡腫塊方　歌云：木通皂角白鮮皮，木瓜荆芥防風依，仙遺薏苡川牛膝，若用參歸氣血虛。

仙遺糧乾者一兩，濕者二兩，俗名硬飯，色白者有效，紅者傷人　川牛膝　木瓜　木通　防風　荆芥　薏苡仁　白鮮皮各五分　皂[2]夾子四分　當歸五分　氣虛加人參五分

右㕮咀。用水二鍾，煎至一鍾。視瘡上身多，食後服；下身多，空心服。日進三次。

綿花瘡點藥方　歌云：綿花點藥方爲愈，輕粉孩茶共杏仁，更入膽礬同研末，鵝膽調敷一宿神。

輕粉　膽礬　杏仁　孩兒茶

右爲細末，用鵝膽調匀，搽敷一宿，卽愈。

綿花瘡洗法　歌云：綿花洗法效如神，蒺藜白者一升存，蒼耳草子均五合，搗爛煎湯洗絶倫。

白蒺藜一升　蒼耳子五合

右同二味搗爛，用絹袋盛，煎湯。候溫洗之，立效。

1　仙遺糧：據《本草綱目·土茯苓》，此乃土茯苓之別名。
2　皂：原誤作"白"。據本方歌訣中有"皂角"改。

後序

　　《蓋齋醫要》錄簡端，諸君子序之詳矣，予無庸贅，然予嘉夫蓋齋用心仁而擇術精也。術匪精，用弗效；心匪仁，方弗錄。方用而效，效而錄焉，豈可以尋常視之者哉？然是錄也，蓋齋將傳諸子若孫以秘藏耶？抑將傳諸天下後世之業醫者以活人也耶？予獨知其弗徒為子孫計也，弗徒為業醫者計也，意以吾之術足以愈疾，疾而遇吾者疾愈矣。幸矣，吾之心遂矣。然吾之所遇者有限，而天下後世之罹疾者無紀極也，吾慊乎哉。于是錄其方，苟得吾術而疾愈者，雖非吾子孫可也，雖非業醫者亦可也。蓋蓋齋之心率乎愈人之疾，以全人之生，而奚以利夫子孫？而奚以利夫醫？仁乎哉！蓋齋之心也。雖然，蓋齋亦必知"著《易》誤，不至于妨人；著本草誤，其弊有不勝"之說也，而固錄之，而固傳之，其必知之精，而行之不容以不篤也。仁乎哉！蓋齋之心也。使醫國者而有是，其仁覆天下，豈可量耶？予于是乎有感而遂為之敘。

嘉靖戊子春王二月吉旦
賜進士出身奉政大夫工部營繕清吏司郎中同邑金廷瑞書

校後記

　　《蓋齋醫要》15 卷，明·陳諫類集于明代嘉靖七年（1528）。該書今存世者唯有日本國立公文書館内閣文庫所藏兩部明嘉靖七年序刊本。今取其中原藏楓山文庫之全帙本爲校點底本。

一、作者與内容

1. 作者與成書

　　本書作者名陳諫，字直之，號蓋齋，錢塘（今浙江杭州）人，生卒年不詳。以其自序所言，陳氏家族行醫出名的歷史，可以追溯至唐末，其始祖陳仕良乃唐代名醫，宋初敕編之《太平聖惠方》“亦嘗私淑其源”。至建炎丁未，宋高宗南渡，陳沂（素菴）出。他生于汴梁，長于臨安，大有醫名。曾治癒康后之危疾，敕授翰林院金紫良醫，特賜宮中掌扇，以便出入禁中。其後宮扇年久損壞，其後人陳靜復與陳清隱刻木爲扇，以爲世傳，故久有“木扇陳”之稱，世代以擅長婦科聞名。陳氏家族家食不仕，承祖業而行醫，一門名醫多出。陳諫的伯父陳林于天順庚辰歲（1460）供職太醫院；陳諫堂兄陳謨任順天府醫學大使，卒後，其子鼎與甯尚籍太醫院爲醫士。陳諫兄弟四人，俱以醫爲業。而以陳諫聲名最顯，人謂“能治人所不能治之疾”。

　　陳諫撰集《蓋齋醫要》，現存明嘉靖七年（1528）序刊本。此書乃陳氏爲了“遺之子孫及同術之士”，集父祖所傳及平生所經效者，自述其内容乃“先纂經論、圖解，而後分門論著，歌括其方”，以“使人知其方，又知要其本也”。

2. 其書内容及特色

　　該書十五卷。誠如上述，先經論、圖解，其卷一、卷二爲中醫基礎理論篇及其圖表。卷一，陳氏列舉《天元紀大論篇》《玉機真臟論篇》《靈蘭秘典論篇》三篇以爲篇名，實際内容并非照錄《素問》此三篇，而是選擇三篇中的部分内容兼以本人見解，進行闡述。卷二，爲運氣相關理論。既摘錄了醫學書籍中的運氣理論及圖，也包括一些民間流傳内容。卷三爲脉學及經絡。匯集若干脉學圖表、脉歌，錄託名之王叔和《脉訣賦》即《脉賦》等，以及手足經論、手足經圖與十二經脉、奇經八脉始終。

　　而後乃分門論述臨床各科。以大方脉爲主，包括風、濕、熱、火、暑、燥、寒等外感諸病及瘧、痢、泄瀉、痛証、血証、虛損、水腫、積聚、痰飲、咳嗽、反胃、怔忡、黃疸等雜病，以及婦科與兒科。均以病名爲綱，共分作三十五門，每門先論後方,析諸病之病因病機、辨証論治。其論多采醫經之論,然均經陳氏理解化裁,已非醫經之原文。其方多爲經驗之方,有來自其他經典方書如《金匱要略》《太平惠民和劑局方》《三因極一病証方論》等等,也有取自醫家及民間經驗。但是,何爲陳諫所云之祖傳秘方,則難以判別。

　　此書的特色在于病因病機之説理簡易明瞭,沒有大段引文,而融以本人的見解爲主。每方之下均有載歌訣一首,以便記誦。方劑之藥物炮制及煎服法的記録也比一般方書要簡潔很多。遺憾的是,陳氏對于劑量的介紹比較隨意,凡藥物爲“各等分”的處方大多未出每服劑量。對于初學者使用,恐不易掌握。

二、底本與校本的挑選確定

1. 底本的選擇與來源

　　據書目所載,該書見于明殷仲春《醫藏書目》[1] 著録。流傳日本後,據報道首見《御文庫目録》[2] 著録,則該書最遲在明末傳入日本。今此書國内已佚,惟日本内閣文庫存該書兩部。其中殘本爲江户佐伯藩主毛利高標所藏,全帙原藏楓山文庫即紅葉山文庫[3],無藏書印記。楓山文庫由德川幕府始建于慶長七年(1602)。明治十七年(1884)歸入太政官文庫即後之内閣文庫。

　　本次校點,選擇現藏于日本國立公文書館内閣文庫的明嘉靖七年(1825)序刊本。凡四册。書號: 子 29-18。版框高約 18.5 釐米,寬 12.2 釐米。每半葉十行,行約二十四字。粗黑口,上下同向雙下黑魚尾,四周黑白雙邊。版心上魚尾下書“醫要”及“上”或“下”(自卷八始爲“下”);下魚尾下書葉碼(分按上、下册兩部分排序,即上册末葉“卷之七終”爲第九十葉,下册始葉“卷之八”爲第一葉)。卷首次第爲胡世寧“藎齋醫要敘”、陳珂“藎齋醫要敘”、韓廉“藎齋醫要序”、吳玭“藎齋醫要序”、黄泰“藎齋醫要跋”、陳諫“藎齋醫要自敘”。以上除陳珂、韓廉二序未署作序年外,其余諸序均撰成於嘉靖七年(1528)。又次爲“宋良醫陳素庵”像及讚、“明陳藎齋之像”及讚,次爲目録、正文。每

1　醫藏書目: 群聯出版社 1955 年影印出版。
2　御文庫目録: 據王鐵策《藎齋醫要》解題,見人民衛生出版社 1999 年出版的《日本現存中國稀覯古醫籍叢書》。
3　紅葉山文庫: 據日本國立公文書館内閣文庫《改訂内閣文庫漢籍分類目録》。

卷之首題署爲"蓋齋醫要卷之某/錢塘陳諫直之類集"。書末有嘉靖戊子金廷瑞"蓋齋醫要"後序。

2. 校本的選擇與相關應對措施

由于此書國内已無存,本次校點選擇的底本是由"國内失傳中醫善本古籍的搶救回歸與發掘研究"課題組調研回歸原書影印本。雖然課題組調研發現日本内閣文庫藏有此書的兩個版本,但據肖永芝研究,二本乃同出一版。其中楓山文庫本卷六第六十二葉,卷十二第六十八葉闕,毛利高標本存此二葉。肖永芝拍回底本原殘缺二葉,據以補充[1]。

然而,校勘只能採用其他辦法來解決。

❶陳諫引用更早的中醫古籍,諸如《黄帝内經素問》《傷寒論》《金匱要略》《太平惠民和劑局方》《三因極一病証方論》等,則以所引原書作爲校本,進行校勘。如:卷十三《吐酸門》載:

三因麯末丸　歌云:三因麯末出名方,神麯陳皮再用蒼,更加麯糊爲丸子,服之吐水即時良。

治中脘宿食留飲,酸哲心痛,口吐清水。

神麯炒,三錢　蒼术米泔水浸三宿,乾,炒,一錢五分　陳皮一錢

右爲末,生薑汁別煮神麯糊,爲丸如桐子大。每服七十丸,薑湯食後送下。

其主治中之"哲"字可疑。雖然,方名已注明出處,可核查《三因極一病証方論》并無"麯末丸",然有麯术丸:

麯术丸　治中脘有宿食留飲,酸蜇心痛,口吐清水,噯宿腐氣者。

神曲炒,三兩　蒼术泔浸三宿,洗淨,曬乾炒,一兩半　陳皮一兩

右爲末,生薑汁別煮神麯末糊,爲丸如梧子大。每服三五十丸,薑湯下,不以時服。

可見,此"麯末丸"即彼"麯术丸",因據改"哲"字爲"蜇"。"酸蜇"指酸刺感。

❷陳諫所引方子未明言出處,則據明代早期官修大型匯編性方書《普濟方》爲導引。

---

1 據以補充:據肖永芝《蓋齋醫要》校後記。

（1）有出處者，則追查原所出之書。

如：卷十三《咳嗽門》載"紫蘇子湯"：

紫蘇子湯　歌云：蘇子湯中加枳實，呆香草果朴人參，山精大腹并甘草，薑棗加煎喘可禁。

治喘咳，勞傷肺氣，煩熱虛瘦。

蘇子　枳實　呆香　草果　厚朴　人參　山精　大腹皮　甘草

右等分。水二鍾、薑三片、棗一枚，煎取八分，食遠服。

其中"呆"字特別可疑，本草藥名查無"呆香"者。用方名檢索《普濟方》云"出危氏方"。轉而核對元代危亦林《世醫得效方》，于此書卷五《喘急》章檢得"紫蘇子湯"。由"紫蘇子、大腹皮、草果仁、厚朴、木香、陳皮、木通、白术、枳實、人參、甘草"組成，可知，此"呆香"乃"木香"之誤。因據改。

（2）無出處者，則核實《普濟方》所出方之主治與組成，如《蕭齋醫要》所出同名方與此相同，則據以爲校。

如：卷十五《小兒門》載參杏膏：

參杏膏　歌云：款冬花內用人參，訶子阿膠共杏仁，貝母甘同五味子，惡心咳嗽即時停。

治小兒久新咳嗽氣急，惡心有痰，咯血。

人參　阿膠炒　杏仁炒　款冬花　五味子　甘草　訶子　貝母

右等分。爲末，煉密如雞豆大。三歲一丸，白湯化下。

其中"煉密如雞豆大"十分可疑，"密"應該爲誤字，而"雞豆"藥名本草未見。以方名檢索《普濟方》，卷三百八十七《嬰孩咳喘門》引"參杏膏"：

參杏膏出《全嬰方》　治小兒久新咳嗽氣急，惡心有痰，不食咯血。

人參　阿膠炒　杏仁麩炒　款冬花　五味子　甘草　訶子炮，去核　貝母

等分爲末。煉蜜丸如雞頭實大。三歲一丸。白湯下。

可見二方是相同的。"煉密如雞豆大"乃爲"煉蜜丸如雞頭實大"之誤。因據補改。

❸若以上兩種辦法都難以解決，只能從本書上下文對照進行理校。

如：卷六《疝門》載"濟生橘核丸"，其歌云："橘核爲丸療疝珍，术香海藻練桃仁，桂通海帶并昆布，厚朴玄胡枳實勻。"然核對歌訣與方組，則發現歌訣中之"术"字可疑，其方組爲"橘核、海藻、昆布、海帶、川練子、桃仁、厚朴、木

香、枳實、玄胡索、桂心、木通"，方中共十二味藥，既無白术、蒼术，亦無莪术，故"术"當爲"木"之形誤，因據改歌訣中之"术"字爲"木"。

又如：卷十五《外科卷》載"綿花瘡腫塊方"：

綿花瘡腫塊方　歌云：木通皂角白鮮皮，木瓜荆芥防風依，仙遺薏苡川牛膝，若用參歸氣血虛。

仙遺糧乾者一兩，濕者二兩，俗名硬飯，色白者有效，紅者傷人　川牛膝　木瓜　木通　防風　荆芥　薏苡仁　白鮮皮各五分　白夾子四分　當歸五分　氣虛加人參五分

此方"白夾子"一味十分可疑，查本草書無此藥名。核对上文歌訣有"皂角"一味，而方组没有，可知此"白夾子"乃"皂夾子"之誤。因據改。